Swati Sharma

Intrusão ortodôntica: Arco de Intrusão CIA Vs CNA

AF569005

Swati Sharma

Intrusão ortodôntica: Arco de Intrusão CIA Vs CNA

ScienciaScripts

Imprint

Any brand names and product names mentioned in this book are subject to trademark, brand or patent protection and are trademarks or registered trademarks of their respective holders. The use of brand names, product names, common names, trade names, product descriptions etc. even without a particular marking in this work is in no way to be construed to mean that such names may be regarded as unrestricted in respect of trademark and brand protection legislation and could thus be used by anyone.

Cover image: www.ingimage.com

This book is a translation from the original published under ISBN 978-620-2-30825-0.

Publisher:
Sciencia Scripts
is a trademark of
Dodo Books Indian Ocean Ltd. and OmniScriptum S.R.L publishing group

120 High Road, East Finchley, London, N2 9ED, United Kingdom
Str. Armeneasca 28/1, office 1, Chisinau MD-2012, Republic of Moldova, Europe
Printed at: see last page
ISBN: 978-620-8-26118-4

Copyright © Swati Sharma
Copyright © 2024 Dodo Books Indian Ocean Ltd. and OmniScriptum S.R.L publishing group

DEDICADO A

Os meus pais e

O meu marido, Amit Sharma

PREFÁCIO

Sem o apoio e a orientação dos meus professores, colegas e família, este estudo não teria sido possível. É a eles que quero expressar a minha mais profunda gratidão.

Em primeiro lugar e acima de tudo, apresento a minha mais sincera gratidão ao **Dr. K Gangadhara Prasad** por me ter orientado durante o meu curso de pós-graduação. A sua competência profissional e engenho fizeram dele um modelo a seguir desde o início da minha pós-graduação. Obrigado pelo seu aconselhamento especializado na elaboração da minha dissertação.

Estou profundamente grato **ao Dr. Y.N. Sasidhar**, que me persuadiu, motivou e orientou constantemente para a realização do meu trabalho. Foi pelos seus esforços pacientes e persistentes que me moldou naquilo que sou hoje. A sua visão e zelo pela perfeição ensinaram-me o caminho para me tornar um bom ortodontista. A sua perseverança ensinou-me a ultrapassar os momentos difíceis. Obrigado, senhor, por me ter guiado durante o meu curso de pós-graduação.

Os meus sinceros agradecimentos ao **Dr. N. Satish Varma**, Professor Assistente, por ter dado ideias informativas e estimulantes e pelo seu apoio permanente durante o período de estudo.

Quero expressar a minha gratidão à **Dra. Ujwala** pelo apoio, cuidados e orientação que me deu quando mais precisei.

Estou grato ao **Dr. Pradeep** por me ter ensinado a ser preciso no trabalho e por me ter orientado em diferentes etapas do meu curso de pós-graduação. Os seus conselhos sensatos e a sua avaliação crítica ajudaram-me a levar esta dissertação a bom porto.

Expresso a minha gratidão aos meus queridos **pais**, que acreditaram no meu calibre mais do que eu e foram sempre encorajadores. Sem eles, tudo isto teria sido quase impossível.

Um agradecimento sincero a **Amit Sharma** e **Yashasvi Awasthi Sharma** por me terem fornecido toda a matéria-prima de que necessitava para o meu trabalho clínico relacionado com a investigação.

Por último, mas não menos importante, agradeço a todos os meus **pacientes** que participaram neste estudo, sem os quais esta dissertação não teria sido possível.

Obrigado a todos, **Dr. Swati Sharma**

LISTA DE ABREVIATURAS

LI	Lower incisor
LM	Lower molar
CA	Corpus axis
Pog	Pogonion
SN	Sella – Nasion
Ba – N	Basion – Nasion
Pm	Protuberance Menti
CIA	Connecticut Intrusion Arch
CNA	Connecticut Nanda Arch
Std. Dev.	Standard Deviation
Fig.	Figure

RESUMO

Antecedentes e objectivos: A sobremordida excessiva é um dos problemas mais comuns com os quais o ortodontista se depara. Ela pode interferir na capacidade de ocluir os dentes adequadamente, o que, por sua vez, pode resultar em uma posição pós-normal da mandíbula quando as arcadas opostas estão em oclusão. Uma vez estabelecida esta relação, a função normal da mandíbula, da língua e das estruturas adjacentes fica comprometida. A mordida profunda pode dever-se à infra-oclusão dos dentes posteriores, à supra-oclusão dos dentes anteriores ou a uma combinação dos dois factores. A correção da mesma pode ser efectuada por extrusão de molares, intrusão de incisivos ou por uma combinação de ambos, respetivamente.

São recomendados vários arcos de intrusão para a correção da mordida profunda através da verdadeira intrusão dos dentes anteriores: arcos utilitários, arco segmentar, arco de intrusão de Connecticut (CIA) e arco novo de Connecticut (CNA). O arco de intrusão de Connecticut foi sugerido como o meio mais eficaz de efetuar a intrusão sem causar qualquer movimento dos molares ou alargamento dos incisivos.

O objetivo deste estudo foi avaliar a eficácia clínica dos arcos de intrusão CIA e CNA.

Métodos: Foram analisados e registados os traçados registados em telerradiografias laterais pré e pós-tratamento de 25 pacientes tratados com arcos de intrusão CIA (Grupo I) e outros 25 pacientes tratados com arcos de intrusão CNA (Grupo II) em casos de mordida profunda após quatro meses de tratamento. O teste t pareado foi utilizado para comparar as alterações pré e pós-tratamento nos Grupos I e II e o teste t não pareado foi utilizado para comparar as alterações do tratamento entre o Grupo I e o Grupo II. Foi estabelecido um valor de 'P' < 0,05 para significância estatística.

Resultados: Os resultados deste estudo demonstram que uma média de 1mm de intrusão ocorre com o arco de intrusão CIA e 1,3mm com o arco de intrusão CNA num período de 4 meses. Ambas as arcadas de intrusão não afetam a posição do molar no plano vertical ou anteroposterior. No entanto, verifica-se uma certa retração dos incisivos inferiores em ambas as arcadas.

Interpretação e conclusão: Ambos os arcos de intrusão CIA e CNA são eficazes para provocar a intrusão dos incisivos inferiores.

Palavras-chave: Mordida profunda; Arco de intrusão; CIA; CNA; Correção de mordida profunda

ÍNDICE DE CONTEÚDOS

CAPÍTULO 1

INTRODUÇÃO

As más oclusões têm sido um problema para a maioria dos indivíduos desde a antiguidade e as tentativas de correção deste distúrbio datam de há muito tempo. Em Ortodontia, a má oclusão é analisada em três planos: transversal, sagital e vertical. As discrepâncias transversais devem ser corrigidas em primeiro lugar, uma vez que o crescimento cessa primeiro nesta direção. Nas más oclusões de Classe II divisão 1 com sobremordida aumentada, é essencial que a mecânica de tratamento facilite a redução da sobremordida, de modo a que o sobressalto possa ser corrigido de forma óptima.[1] A má oclusão no plano vertical manifesta-se como mordida profunda.

A mordida profunda é definida por diferentes autores como

"Sobreposição dos incisivos centrais superiores e inferiores no plano vertical".[2]

"Condição de sobremordida excessiva, em que a medida vertical entre as margens incisais maxilar e mandibular é excessiva quando a mandíbula é colocada em oclusão habitual ou cêntrica." [3]

"Maloclusão em que a sobreposição vertical dos dentes anteriores é aumentada para além da relação ideal." [4]

A sobreposição vertical tornou-se uma caraterística comum da dentição humana por volta da era dos Saxões, há cerca de dois mil anos.[2] A sobremordida excessiva é um dos problemas mais comuns com que o Ortodontista se confronta.[5] Pode interferir com a capacidade de ocluir corretamente os dentes, o que, por sua vez, pode resultar numa posição pós-normal da mandíbula quando as arcadas opostas estão em oclusão. Uma vez estabelecida esta relação, a função correta da mandíbula, da língua e das estruturas adjacentes é inibida.[2]

A sobremordida varia consoante os indivíduos e, quando excessiva, cria um problema clínico de grande interesse e preocupação. Presume-se que seja um fator causal da doença periodontal e de várias outras doenças, desconforto local e geral, dor de cabeça, fadiga, efeitos catarrais ligeiros, zumbido, dor na região temporal, enxaqueca, parestesia na boca e na faringe, sensibilidade da articulação mandibular, subluxação mandibular, mastigação ineficaz, audição defeituosa e alteração da expressão facial.[2]

A mordedura profunda pode ocorrer devido a:

1) Infra-oclusão dos dentes posteriores.[6, 7]
2) Supra-oclusão das partes anteriores do maxilar e da mandíbula.[8]
3) Supra-oclusão apenas dos incisivos inferiores.[9]
4) Combinação de supra-oclusão anterior e infra-oclusão posterior.[10, 11, 12, 13]

Existem quatro formas de tratar a mordedura profunda:[14]

1) Permitir a supraerupção dos pré-molares e a associada rotação da mandíbula no sentido dos ponteiros do relógio, levando a um aumento da altura facial inferior. Trata-se de uma intrusão relativa ou pseudo intrusão.[15]
2) Intrusão dos anterios superiores e/ou inferiores. Trata-se de uma intrusão absoluta.[16]
3) Inclinação labial dos incisivos.[1, 17]
4) Extrusão molar.[18]

As indicações mais frequentes para a correção da mordida profunda são razões estéticas, inibição do crescimento da mandíbula (Classe II div. 2), danos periodontais e distúrbios funcionais.[19]

Anteriormente, a sobremordida era tratada principalmente pela extrusão dos dentes posteriores com o uso de planos de mordida. Em 1921, Case descreveu a correção de "mordidas fechadas" e mostrou a utilização de planos de mordida removíveis para permitir a erupção dos dentes posteriores. Ele também usou uma curva reversa do fio de Spee para extruir bicúspides e abrir a mordida.[20] Mais tarde, Burstone (1977) relatou que as desvantagens dessa abordagem incluem uma exposição excessiva dos incisivos, aumento do espaço interlabial e piora do sorriso gengival.[21]

A intrusão dos incisivos está indicada em pacientes com mordida profunda, com grande dimensão vertical e curva de Spee profunda. A capacidade de intrusão do segmento incisal maxilar ou mandibular é inerente a praticamente todos os tipos de mecanoterapia ortodôntica abrangente. A intrusão é necessária para a retração adequada dos incisivos superiores em muitos casos. A intrusão dos incisivos superiores é feita em casos com excessiva exposição gengival ao sorrir, exposição excessiva dos incisivos, lábio superior curto, hiper erupção dos incisivos e correção simultânea dos molares de classe II.[20]

A intrusão refere-se ao movimento apical do centro geométrico da raiz (centroide) em relação ao plano oclusal ou ao plano baseado no longo eixo dos dentes.[21] Lefkowitz e Waugh definiram a intrusão como o processo de alteração da relação de um dente com o osso circundante, provocando a retrusão para o alvéolo.[22] Isto deve ser distinguido da pseudo-intrusão que inclui a inclinação labial de um incisivo em torno do seu centroide. Embora esta pseudo-intrusão possa ajudar a corrigir uma mordida profunda em doentes da classe II divisão 2, não deve ser confundida com a verdadeira intrusão, que inclui a intrusão dos incisivos.

Para que a verdadeira intrusão ocorra, a força deve passar pelo centro de resistência desse dente ou grupo de dentes. O centro de resistência é definido como o ponto de maior resistência ao movimento.[23] Ele também é definido como o ponto que permite que o dente apresente uma translação pura.[24] O centro de resistência para um único dente situa-se a 1/3 a 1/2 do comprimento da raiz, apicalmente à crista alveolar.[23] Para o segmento anterior, o centro de resistência está entre o incisivo lateral e a raiz do canino.[19]

Na técnica de Begg, a abertura da mordida é normalmente conseguida durante a fase I, utilizando um fio de aço inoxidável australiano de 0,016" com dobras bilaterais para trás, mesialmente ao primeiro molar permanente.[25] Na mecânica Preadjusted Edgewise, a abertura da mordida é conseguida com arcos de utilidade[16] , arcos de intrusão[21,26,28] , mini-implantes, ímanes, curva reversa da lança[27] , placas de mordida, curvas em degrau no fio do arco e tração extra-oral. A correção da sobremordida excessiva com sistemas de arcos contínuos é normalmente conseguida através de uma combinação de proclinação dos incisivos e extrusão posterior. Com o uso da técnica de arco segmentado, o efeito de intrusão é isolado apenas para o segmento anterior, sem extrusão do segmento vestibular. Esta técnica é útil em casos de crescimento vertical, onde a extrusão posterior levará a uma rotação para baixo e para trás da mandíbula, aumentando ainda mais a altura facial anterior inferior.[21]

Os arcos de intrusão convencionais eram fabricados em aço inoxidável ou liga de Elgiloy azul. Atualmente, são utilizados arcos de intrusão feitos de materiais mais recentes, como o titânio níquel ou o titânio beta. O níquel titânio tem a propriedade de memória de forma, superelasticidade e baixa rigidez, mas tem baixa formabilidade. O arco de intrusão de Connecticut (CIA) é a última geração de aparelhos de intrusão que provou ser eficaz. É composto por níquel-titânio[28] e, uma vez que é pré-fabricado, reduz o tempo de permanência na cadeira e aumenta o conforto do doente. O Connecticut New Arch (CNA) é composto por titânio Beta III e, por isso, tem a propriedade de ter um elevado retorno elástico, baixa rigidez e elevada formabilidade. O titânio Beta é uma das mais recentes ligas ortodônticas com propriedades únicas e um excelente equilíbrio de propriedades adequado para muitos aparelhos ortodônticos.[29] Para uma determinada secção transversal, pode ser deformado aproximadamente duas vezes mais do que o aço inoxidável sem deformação permanente. O seu valor de força é inferior a metade do valor do aço inoxidável. Os arcos de intrusão de níquel-titânio e beta-titânio são comercializados como CIA e CNA, respetivamente.

Para além do arco Utility e do arco de intrusão de Burstone atualmente disponíveis, os arcos de intrusão CIA e CNA estão a ser amplamente utilizados no passado recente. Apesar disso, até onde sabemos, não foi feita nenhuma comparação entre a eficácia clínica das arcadas de intrusão CIA e CNA na literatura. Por isso, o presente estudo foi realizado para comparar a intrusão alcançada pelos arcos de intrusão CIA e CNA num período de quatro meses em anteros mandibulares.

CAPÍTULO 2

OBJECTIVOS

1. Avaliar clinicamente a eficácia dos arcos de intrusão CIA e CNA, comparando o seguinte:

   a) Intrusão dos incisivos inferiores.

   b) Extrusão dos molares inferiores.

   c) Alterações na inclinação dos incisivos mandibulares e na angulação do molar mandibular.

   d) Alterações horizontais nas posições dos incisivos e molares.

2. Recomendar o melhor arco de intrusão na sequência das observações efectuadas no estudo.

CAPÍTULO 3

REVISÃO DA LITERATURA

A importância do aumento da sobremordida e da sua correção para o sucesso do tratamento foi percebida muito cedo na história da ortodontia. Desde então, vários autores desenvolveram vários métodos para a sua correção. Esta revisão da literatura é abordada nas secções seguintes:

1. Etiologia do aumento da sobremordida e antecedentes históricos.
2. Estudos sobre a correção da sobremordida aumentada.
3. Materiais de arcos utilizados para correção de sobremordida aumentada.

ETIOLOGIA DO AUMENTO DA SOBREMORDIDA E ANTECEDENTES HISTÓRICOS

Gray (1926)[6] ilustrou vários casos e relatou a falta de desenvolvimento vertical na região molar e pré-molar como a principal causa da sobremordida profunda.

Clinton Howard (1930)[10] comparou o plano oclusal do grupo dos incisivos e caninos com o plano do grupo dos molares e pré-molares e concluiu a presença de duas variantes, nomeadamente: supraversão, caracterizada por uma altura vertical excessiva do grupo dos incisivos e infraversão, caracterizada por uma altura deficiente do grupo dos molares.

Wolfson (1938)[9] considerou a sobreerupção dos dentes anteriores da mandíbula como a causa da sobremordida profunda e utilizou uma tala incisal anterior para a sua correção.

Jackson (1939)[8] relatou a supra-oclusão dos dentes anteriores maxilares e mandibulares como a causa da sobremordida profunda. Ele recomendou o uso de um plano de mordida removível para sua correção.

Callaway (1940)[5] utilizou o plano de mordida para a correção da mordida profunda. A correção da mordida profunda ocorreu através da concentração de forças de mastigação e mordida nos dentes anteriores da mandíbula, intruindo-os assim.

Howes (1942)[7] analisou dois modelos de estudo de casos adultos e encontrou infraversão dos dentes posteriores e recomendou o aumento da dimensão vertical da face para corrigir a sobremordida profunda.

Margolis (1952)[2] definiu a sobremordida como a sobreposição dos incisivos centrais superiores e inferiores no plano vertical. Referiram que a sobreposição vertical se tornou uma caraterística comum da dentição humana no período dos Saxões. Foi referido que a mordida profunda é a causa de doença periodontal e de desconforto local e geral.

Ricketts (1961)[30] considerou o queixo, o ponto B e o incisivo inferior como as pedras angulares do maxilar inferior. Os princípios antropológicos, osteológicos, miológicos e cefalométricos foram relacionados com a "tríade da pedra angular" localizada na pedra angular da arcada dentária e do arco da mandíbula. Também correlacionou o tipo facial com a morfologia da sínfise. Observou que os casos de ângulo alto ou dolicofaciais tendiam a ter sínfises longas e estreitas, enquanto os casos de ângulo baixo ou braquifaciais tinham geralmente sínfises grossas e quadradas.

Shudy (1964)[31] afirmou que o crescimento do complexo dentofacial não ocorre estritamente na vertical e na ântero-posterior. O crescimento nessas duas direcções deve ser considerado não como forças aliadas, mas como forças opostas, cada uma competindo pelo controlo do pogónio. O crescimento vertical está a tentar levar o pogónio para baixo, enquanto o crescimento ântero-posterior está a tentar levá-lo para a frente. Esta batalha começa no início da vida e continua até o crescimento estar completo. A interação do crescimento nestas duas direcções é responsável pelos tipos faciais retrognático e prognático. A proporção entre a altura facial e a profundidade facial tem não só uma influência direta no tipo facial, mas também na sobremordida e na função. Por conseguinte, a dimensão vertical é a dimensão mais importante para o ortodontista clínico.

Ludwig (1967)[32] investigou a extensão da correlação entre o padrão facial, a inclinação axial dos incisivos, a sobremordida incisal excessiva e a recidiva da sobremordida após a contenção, utilizando registos pré-tratamento e pós-contenção numa amostra de 100 com sobremordida profunda superior a 5 mm. Concluiu que pode haver uma correlação entre a angulação interincisal e a sobremordida profunda. Não foi encontrada correlação significativa entre a sobremordida profunda, o padrão facial e a inclinação interincisal.

Bjork (1969)[33] descreveu que a rotação da mandíbula para a frente em torno do centro da articulação dá origem à mordida profunda. A arcada dentária inferior é pressionada contra a superior, resultando num subdesenvolvimento da altura da face anterior. A causa pode ser um desequilíbrio oclusal devido à perda de dentes ou a uma forte pressão muscular.

Ricketts (1975)[34] recomendou dois pontos e dois planos para a sobreposição da mandíbula. O primeiro ponto escolhido foi a Protuberância Menti (Pm) ou Suprapogónio. Este ponto foi escolhido porque não apresenta alterações de remodelação e, por conseguinte, é um ponto estável. O segundo ponto escolhido foi o ponto Xi, que representa o centroide do ramo. Este ponto também representa o forame mandibular e o centro de rotação da mandíbula, pelo que tem um significado biológico. Entre os planos, o primeiro escolhido foi o eixo do corpo, que é formado pela união dos pontos Xi e Pm. O segundo plano escolhido foi o plano oclusal verdadeiro, desenhado pela bissecção da sobreposição dos dentes vestibulares. O ângulo entre o plano oclusal e o eixo do corpo e o molar inferior e o plano oclusal inferior também foram tidos em consideração. O autor referiu que o molar inferior e o plano oclusal inferior se deslocam para cima a partir do eixo do corpo do dente a uma taxa de 0,8 mm por ano.

Hitchcock (1983)[35] pesquisou a Curva de Spee usando pontos de referência oclusais. Ele usou 39 crânios de índios Shell Mound com atrito acentuado dos dentes. Os crânios foram radiografados no cefalostato de Margolis. Ele descreveu a Curva de Spee como uma linha que se estende das cristas marginais distais dos dentes mais posteriores até as bordas incisais do incisivo central.

Trouten et al (1983)[36] avaliaram e identificaram padrões faciais e cranianos que se relacionam com as relações anatómicas compostas associadas à sobremordida profunda. A mordida profunda apresenta inclinação da fossa craniana média para a frente e para baixo, inclinação anteroinferior do plano maxilar, ângulo goníaco fechado, desvio para cima e para a frente dos incisivos mandibulares e inclinação para cima do plano oclusal funcional.

Smith e Burstone (1984)[23] definiram o centro de resistência como um ponto através do qual, quando uma força é passada, provoca um movimento de translação. Para dentes com uma única raiz, é 1/3 a ½ do comprimento da raiz apicalmente à crista alveolar.

Dermaut, Buckle (1986)[19] realizaram um estudo para definir a localização do centro de resistência através da reflexão do laser e da técnica de inferometria holográfica. O centro de resistência do segmento anterior, composto por quatro incisivos, está situado na linha projectada perpendicularmente ao plano oclusal entre o canino e o primeiro pré-molar.

Vanden Bulcke et al (1986)[37] utilizaram a técnica de reflexão a laser e a técnica inferométrica de holografia para medir o deslocamento de quatro incisivos em função da força aplicada. Foram colocados splints em quatro dentes e foi aplicada uma força intrusiva entre o canino e o primeiro pré-molar. Isso produziu a intrusão pura de quatro incisivos. O aumento da força não alterou o centro de resistência. Não houve diferença na quantidade de rotação quando a força é aplicada mesialmente ou distalmente ao centro de resistência.

Naumann, Beherents e Buschang (2000)[38] estudaram a natureza das alterações da sobremordida que ocorrem durante a adolescência. A amostra consistiu em 181 crianças não tratadas (102 do sexo masculino e 79 do sexo feminino) com uma idade média de 10,5 anos. Verificou-se que quatro factores afectam a sobremordida, nomeadamente, a deslocação vertical da maxila, a deslocação vertical da mandíbula, a alteração vertical do incisivo superior no osso e a alteração vertical do incisivo inferior no osso.

Shannon e Nanda (2004)[39] determinaram os padrões dentários e esqueléticos pré-tratamento associados à mordida profunda e avaliaram a estabilidade da curva corrigida da lança. Verificou-se que a mordida profunda estava associada a um baixo ângulo do plano mandibular de Frankfort, padrões braquifaciais, relação molar de Classe II e molares inclinados mesialmente.

Baydas et al (2004)[40] examinaram as diferenças na posição e inclinação dos incisivos superiores e inferiores, sobressaliência, sobremordida e apinhamento da arcada inferior em indivíduos com diferentes profundidades da curva de Spee. Foram selecionados três grupos de curva de Spee: Spee normal (2 - 4 mm), plana (< 2 mm) e profunda (> 4 mm). Concluíram que a posição dos incisivos superiores e inferiores e o apinhamento não são afectados pela profundidade do spee. Mas a sobressaliência e a sobremordida foram significativamente maiores nos casos de curva profunda de spee. A sobremordida tem uma correlação positiva com a profundidade da curva de Spee.

ESTUDOS SOBRE A CORRECÇÃO DA SOBREMORDIDA AUMENTADA

Sved (1944)[13] defendeu a correção da mordida profunda através da depressão dos dentes anteriores e do alongamento dos posteriores. Estas alterações podem ser efectuadas através da utilização do plano de mordida. O princípio básico da terapia do plano de mordida é que quando as tensões oclusais num dente são aumentadas acima do normal, o dente é deprimido e quando as tensões oclusais num dente são diminuídas abaixo do normal, o dente é alongado.

Weinberg e Kronman (1966)[41] investigaram a altura facial anterior e os seus componentes individuais para estabelecer quais os dentes incisivos, maxilares ou mandibulares, que sofrem um maior reposicionamento ortodôntico na correção da sobremordida. Foram comparadas 30 crianças com oclusão normal e 30 crianças com má oclusão com sobremordida profunda de 5mm. A correção ortodôntica da sobremordida profunda ocorreu principalmente através da depressão dos incisivos mandibulares.

Burstone (1966)[42] desenvolveu a Técnica do Arco Segmentado para a correção da sobremordida aumentada. Ela consiste em três partes: a unidade estabilizadora, o arco depressivo e o segmento anterior. O arco base é fabricado com fio 0,021 "x 0,025". Duas anilhas são colocadas anteriormente ao tubo auxiliar no primeiro molar. Uma dobra depressiva é colocada na arruela em cada lado que exerceria uma força para intruir os incisivos. O fio base tende a extruir os posteriores.

Campe et al (1969)[43] compararam a redução da sobremordida utilizando aparelhos removíveis, o tratamento de Begg e a mecânica de Tweed. A observação durante o processo de nivelamento mostra que, com a técnica de Tweed, a redução da mordida é obtida como resultado da redução da curva de Spee nos segmentos vestibulares mandibulares e da acentuação da curva de Spee nos segmentos vestibulares maxilares. Com a utilização do aparelho occipital cervical acrílico e do aparelho extrabucal de tração alta, a abertura da mordida parece ser conseguida através da elevação acentuada do primeiro molar superior e da elevação moderada dos primeiros molares permanentes inferiores. Os resultados do tratamento de Begg mostram o fenómeno único da depressão do incisivo mandibular concomitante com a elevação moderada dos primeiros molares mandibulares e a elevação mínima dos molares superiores.

Baldridge (1969)[44] definiu nivelamento como o processo de trazer as bordas incisais dos dentes anteriores e os pontos das cúspides vestibulares dos dentes posteriores para o mesmo plano horizontal. Duas fórmulas foram desenvolvidas para prever a quantidade de arco dentário alongado no nivelamento da curva da lança.

Aumento previsto do comprimento do arco = 0,1055 + 0,106705X

Aumento previsto do comprimento do arco = -0,51 + 0,488X

Onde X = distância total dos dentes mandibulares em relação ao plano oclusal plano. A primeira fórmula é utilizada quando o desvio de todos os dentes mandibulares em relação a um plano oclusal é medido em milímetros e a segunda fórmula é utilizada quando o desvio de um dente mandibular dos lados direito e esquerdo mais afastado do plano oclusal é medido em milímetros.

Barton (1972)[45] realizou um estudo para avaliar as alterações da sobremordida nas técnicas de Begg e Edgewise. Foram utilizados 60 casos, 30 tratados de acordo com a filosofia Edgewise e 30 de acordo com a filosofia Begg. Todos eram casos de extração com sobremordida de 3mm ou mais.

Foram realizadas telerradiografias pré e pós-laterais e a mandíbula foi sobreposta à borda posterior da sínfise e à borda inferior da mandíbula. Verificou que, em ambas as mecânicas, a correção da sobremordida ocorreu principalmente por extrusão de molares, mas o ângulo do plano mandibular aumentou mais com a técnica de Begg.

Mitchell, Stewart (1973)[46] realizaram um estudo para determinar o que acontece na direção vertical com os molares, pré-molares, caninos e incisivos durante o processo de nivelamento da arcada inferior. Seis pacientes com Curva de Spee de 3-4mm tinham implantes metálicos numa posição pré-determinada. O nivelamento foi efectuado com um fio contínuo com curva de Spee invertida. Verificou-se que os caninos estavam deprimidos numa média de 0,2 mm e os incisivos inferiores numa média de 1,5 mm, e os incisivos inferiores estavam virados para a frente numa média de 2,1 mm, enquanto os pré-molares estavam elevados. Nos casos em que os segundos molares foram bandados, o segundo molar deprimiu-se enquanto o primeiro molar se elevou. Se os segundos molares não estavam ligados, os primeiros molares estavam deprimidos.

Burstone (1977)[21] observou que todos os pacientes com mordida profunda não devem ser tratados com a mesma mecânica. Certos critérios devem ser considerados durante o nivelamento do plano oclusal, como o plano natural de oclusão, a estética anterior, a quantidade de gengiva aderente presente na região do incisivo inferior e a discrepância da base apical, e também compreender que é mais fácil intruir os incisivos inferiores do que os superiores. Deve ser feita uma diferenciação entre intrusão verdadeira e pseudo-intrusão. A intrusão verdadeira refere-se ao movimento apical do centro geométrico da raiz (centróide) em relação ao plano oclusal, enquanto a pseudo-intrusão é a inclinação labial dos incisivos em torno do centróide. Foram discutidos os princípios da intrusão do incisivo e do canino e foi apresentada a mecânica das molas de intrusão que são capazes de intruir o incisivo com um efeito secundário mínimo nos dentes posteriores.

Os seis princípios da intrusão de incisivos ou caninos incluem a utilização de uma força de magnitude óptima, a utilização de um único ponto de contacto na região anterior, a seleção cuidadosa do ponto de aplicação da força, a intrusão selectiva com base na geometria do dente anterior, o controlo das unidades reactivas através da formação de uma unidade de ancoragem posterior e a inibição da erupção dos dentes posteriores e a prevenção de mecânicas eruptivas indesejáveis.

Ricketts (1978)[16] desenvolveu um arco de utilidade para a intrusão dos anterios inferiores. O elgiloy azul de 0,016 "x0,016" é usado para fazer o arco de utilidade. Curvas de inclinação de 30°-45° aplicam 75 gramas de força intrusiva nos incisivos inferiores. Ele também relacionou a morfologia da sínfise com o tipo facial e afirmou que o padrão braquifacial apresenta uma depressão mais fácil dos incisivos inferiores devido ao posicionamento dos incisivos dentro de um alvéolo amplo.

Gary Engel et al (1980)[14] resumiu várias das teses de mestrado concluídas na Universidade da Califórnia, Los Angeles e Universidade de Loma Linda, bem como outras que tratam de pacientes com mordida profunda, com a intenção de lançar alguma luz sobre o assunto controverso e importante da mordida profunda. Eles afirmaram que a mordida profunda pode ser tratada pela erupção dos pré-molares, levando ao aumento da altura facial, intrusão dos incisivos inferiores e/ou superiores, inclinação labial dos incisivos, extrusão dos molares ou combinação dos mesmos.

Otto, Anholm e Engel (1980)[47] efectuaram um estudo comparativo da intrusão dos incisivos em adultos e crianças, de acordo com o tipo facial. Foram estudados cefalometricamente 55 casos, sendo 24 adultos e 31 crianças. Todos os pacientes foram tratados com terapia bioprogressiva. Nem a idade nem o tipo facial foram estatisticamente relacionados com a quantidade de intrusão de incisivos conseguida. Foram observadas mais alterações radiculares externas durante o tratamento em adultos do que em crianças em crescimento.

Steigman (1981)[48] investigou o efeito de cargas intrusivas contínuas na taxa de intrusão em incisivos de ratos. Foi aplicada uma força intrusiva contínua de magnitude diferente durante um período de duas semanas. Verificaram que a aplicação de uma força intrusiva no intervalo da pressão sanguínea sistólica do rato, ou seja, 16 gm/cm^2 , produziu a maior, mais rápida e mais uniforme quantidade de intrusão.

Woods (1986)[49] relatou que o nivelamento da arcada inferior quando há uma curva excessiva do spee aumenta a necessidade de comprimento da arcada e resulta em protrusão dos incisivos. A teoria sustenta que cerca de 1mm de perímetro adicional do arco é necessário para cada 1mm de nivelamento da Curva de Spee com mecânica segmentada.

Woods (1988)[50] realizou um estudo para demonstrar movimentos selectivos em babuínos e correlacionar os resultados com pacientes ortodônticos humanos. O arco de intrusão de 0,017 "x0,025" Blue Elgiloy foi usado para aplicar 90-100 gramas de força. A ancoragem posterior foi reforçada através do encaixe de Elgiloy Azul 0,016 "x0,016" no primeiro molar, segundo molar e segundo pré-molar. Foi obtida uma média de 2 mm de intrusão num período de 5 meses. Relatou que os movimentos extrusivos ocorrem mais rapidamente do que os movimentos dentários intrusivos e que a sobremordida excessiva é corrigida em grande parte pela extrusão dos pré-molares e menos pela intrusão. A força intrusiva deve ser leve para evitar a reabsorção radicular apical. 2mm de perda de comprimento radicular acompanhando a verticalização dos incisivos. A forma da sínfise também deve ser considerada antes da intrusão.

Dake e Sinclair (1989)[51] realizaram um estudo para comparar a correção da sobremordida efectuada pelo arco utilitário de Ricketts para intrusão e pelo arco contínuo de Tweeds contendo uma curva de spee invertida para nivelamento do arco. A amostra incluiu 60 casos de mordida profunda de classe II, ângulo baixo, adolescentes, sem extração, 30 de cada um dos consultórios de Robert Ricketts e Fred Schudy. Um pouco mais de 1mm de intrusão do incisivo mandibular foi observado no grupo de Ricketts. Não foi observada intrusão de incisivos no grupo de Tweeds. Na técnica de Tweeds, o nivelamento foi realizado pela extrusão de pré-molares e molares com a menor intrusão possível dos incisivos inferiores. Ambas as técnicas foram bem sucedidas na correção da sobremordida, produzindo apenas um aumento mínimo do ângulo do plano mandibular e da altura da face anterior. Os incisivos mandibulares do grupo de Ricketts demonstraram mais alargamento e movimento anterior do corpo durante o tratamento, com uma maior quantidade de verticalização pós-tratamento e recidiva da sobremordida do que o grupo de Schudy.

West e Lewin (1989)[52] apresentaram um método de medição cefalométrica da quantidade de intrusão verdadeira. Existe alguma inclinação com a intrusão e os dentes tendem a rodar ao longo do seu longo eixo em torno de um centro de rotação indefinível, elevando assim o ápice do incisivo inferior. Nesta análise, foi medida a distância linear do incisivo inferior ao plano oclusal e ao eixo do corpo dentário. A medida angular incluiu o incisivo inferior em relação ao plano oclusal, ao plano mandibular e ao plano APo.

Bennett e McLaughlin (1990)[53] defenderam os seguintes princípios para a correção da sobremordida profunda com EAP:

1. Sempre que possível, evitar a extração em casos de ângulo baixo.
2. Utilizar ranhuras de 0,022" com arcos de trabalho de 0,019 "x0,025".
3. Utilizar o plano de mordida anterior no início do tratamento em casos de ângulo baixo.
4. Evitar a tração elástica do suporte da cúspide.
5. Ligadura ou bracket do segundo molar o mais cedo possível
6. Utilizar elásticos de classe II de forma selectiva.
7. Não se apressar no nivelamento final.
8. Força suave para fechar o espaço.

Ball e Hunt (1991)[1] realizaram um estudo retrospetivo para comparar a redução da sobremordida com os aparelhos de Andersen, Harvold e Begg. Com os aparelhos funcionais, a correção da sobremordida ocorre pela proclinação dos incisivos inferiores. Na terapia de Begg, os molares inferiores foram extruídos para corrigir a sobremordida profunda.

McDowell e Baker (1991)[54] realizaram um estudo para analisar as alterações esqueléticas e dentárias produzidas pela correção ortodôntica de uma mordida profunda. Foram analisados os registos de 30 pacientes antes e depois do tratamento. Todos representavam casos sem extração com uma sobremordida excessiva antes do tratamento. A mordida profunda foi corrigida através do nivelamento com arcos contínuos convencionais. Como resultado, os molares foram extruídos. O tamanho da amostra de 30 pacientes foi dividido em dois grupos iguais, os que cresceram (idade média de 12,2 anos) e os que não cresceram (idade média de 26,7 anos), com base no seu estádio de desenvolvimento maturacional. Os molares extruíram 4,7 mm nos pacientes em crescimento e 1,3 mm nos pacientes que não cresceram, mas o ângulo do plano mandibular não se alterou nos pacientes em crescimento, enquanto que se alterou significativamente nos pacientes que não cresceram. Este achado pode ser atribuído à maior quantidade de desenvolvimento mandibular posterior e remodelação que foi observada nos pacientes em crescimento.

Davidovich e Rebellato (1995)[55] afirmaram que o arco utilidade é um arco de intrusão de dois pares de fios utilizado para o controlo da sobremordida profunda anterior. É semelhante a um arco de intrusão de um par, pois é geralmente feito com fio retangular, preso aos dentes apenas nos molares e incisivos e é ativado para intrusão dos incisivos por uma dobra para trás da ponta do molar. Difere de um arco de intrusão de um par pela inserção do segmento incisivo nos braquetes incisivos. Isto resulta num ponto fixo de aplicação da força de intrusão anterior aos incisivos e, por conseguinte, na rotação dos incisivos pelo momento da força. Além disso, a inserção do fio retangular nos brackets dos incisivos cria normalmente um par de terceira ordem para a rotação dos incisivos. Dependendo de como é usado, o momento deste par pode ser ativado em qualquer direção e as forças de equilíbrio associadas resultantes irão complementar ou reduzir as forças de equilíbrio vertical criadas pelas curvas de ativação nos molares.

Stanley Braun e Marcotte (1995)[56] apresentaram as vantagens da técnica da arcada segmentada da seguinte forma:

1. Podem ser alcançados objectivos de tratamento pré-determinados e, consequentemente, um tratamento dependente do médico.
2. Sistema de força constante e momento previsível.
3. A rigidez variável do fio é utilizada no mesmo arco para melhorar o controlo das unidades

activas e reactivas.

4. Mola pré-fabricada de calibre para definir com exatidão o sistema de forças.
5. Permite a escolha de extrusão posterior, intrusão anterior ou combinação.
6. As unidades de ancoragem são pré-determinadas.
7. Podem ser efectuadas baixas taxas de mola e uma longa gama de ativação.
8. Eliminação da força de atrito.
9. Redução do número de mudanças de fio e formação simples do fio.
10. As assimetrias dentárias podem ser resolvidas sem compromisso.

Parker, Nanda e Currier (1995)[57] realizaram um estudo cefalométrico de 132 pacientes ortodônticos tratados com pelo menos 70% de sobremordida. Para o estudo, foram utilizados moldes dentários pré e pós-tratamento e radiografias cefalométricas laterais. Os casos foram divididos de acordo com a Classe I de Angle, Classe II div 1, Classe II div 2. Foram comparadas seis modalidades diferentes de tratamento para a correção da mordida profunda. O grupo sem extração foi comparado com o grupo com extração para as alterações em cada medida cefalométrica. Verificaram que a extração de dentes teve um efeito significativo nas alterações observadas com o tratamento em todas as classes de Angle, mas foi mais acentuado na amostra da Classe I. A proclinação dos incisivos foi menor e o movimento mesial dos molares foi maior no grupo de extração em comparação com os tratados sem extração. A profundidade de mordida anterior foi reduzida em todos os casos. A intrusão do incisivo inferior ocorreu apenas em alguns pacientes, mas o aumento do ângulo do plano mandibular foi observado em todos os casos.

Weiland, Bantleton e Droschl (1996)[58] efectuaram um estudo para comparar o arco contínuo e a técnica de nivelamento do arco segmentado de Burstone. A amostra era composta por 50 pacientes adultos (idade 18-40 anos) com mordida profunda. 25 pacientes foram tratados com uma técnica de arcada contínua e os restantes 25 pacientes foram tratados com a técnica de arcada segmentada de Burstone. O período de tratamento do grupo de Burstone foi 4 meses mais longo do que o do grupo de arcada contínua. Verificaram que ambas as técnicas produziram uma correção altamente significativa da sobremordida. Os incisivos inferiores foram intruídos 1,03mm no grupo do arco contínuo e 1,71mm no grupo Burstone. O grupo do arco contínuo mostrou uma extrusão na área molar com subsequente rotação posterior da mandíbula. O grupo da arcada segmentada (Burstone), no entanto, mostrou redução da sobremordida por intrusão dos incisivos sem qualquer extrusão substancial dos dentes posteriores.

Bhavna Shroff, Lindauer e Burstone (1996)[26] desenvolveram um novo método para intrusão e retração simultâneas. No caso de incisivos alargados com mordida profunda, um arco base de três peças com elásticos de classe I corrigirá a mordida profunda enquanto simultaneamente fecha os espaços. O TPA é utilizado para controlar os molares e o segmento posterior rígido consiste num fio entre o molar e o pré-molar. O segmento anterior rígido é composto por fio S.S 0.021x0.025" colocado nos brackets anteriores. As molas Tipback com corrente elastomérica permitem a intrusão e retração simultâneas.

Julien Philippe (1996)[59] desenvolveu um novo desenho de placa de mordida anterior colada. A forma deste plano de mordida foi inspirada nos brackets linguais. Os planos de mordida colados realizam simultaneamente a intrusão dos anterios maxilares e mandibulares, bem como a extrusão dos molares maxilares e mandibulares.

Nanda (1997)[60] descreveu diferentes métodos de correção da mordida profunda em adultos. Elaborou várias considerações sobre os tecidos moles, esqueléticas, funcionais e dentárias no tratamento da mordida profunda. A extrusão é indicada em pacientes adultos, enquanto a intrusão é indicada em adultos. A intrusão é conseguida utilizando a arcada de intrusão TMA de 0,017" x 0,025". O arco de intrusão é puxado para baixo até ao nível do segmento anterior e atado em três pontos entre os incisivos. Para a intrusão dos incisivos mandibulares são aplicados 40 g de força. O medidor de força pode ser utilizado para medir a força exercida e esta pode ser alterada aumentando ou diminuindo a curvatura mesial ao molar.

AlQabandi, Sadowsky e BeGole (1999)[61] realizaram um estudo clínico prospetivo e aleatório para avaliar os efeitos dos arcos contínuos rectangulares na inclinação axial dos incisivos inferiores quando a curva reversa de Spee foi incorporada no fio. A amostra do estudo foi dividida em dois grupos. No grupo 1, a curva de Spee foi nivelada com fio de aço inoxidável de 0,016", enquanto no grupo 2 foi utilizado fio de aço inoxidável de 0,016 "x0,022". Em ambos os grupos, os incisivos inferiores inclinaram-se com inclinação descontrolada, o que provavelmente pode ser atribuído à força intrusiva introduzida pelo fio do arco, que é labial ao centro de resistência dos incisivos inferiores. Assim, os arcos retangulares não são capazes de controlar a proclinação vestibular após o nivelamento da curva de Spee.

Winston (2003)[62] defendeu um novo desenho para a intrusão e verticalização dos incisivos inferiores. Ele usou um arco lingual inferior de 0,036 soldado às bandas do primeiro molar. Quatro elásticos são fixados na ponte anterior da arcada lingual com uma pinça mosquito. O botão lingual deve ser colado a meio caminho entre o bordo incisal e a margem gengival dos incisivos inferiores. Os elásticos são esticados até quatro botões linguais nos incisivos inferiores.

Armbruster (2003)[63] desenvolveu o aparelho de intrusão Essix para intrusão de um único dente. O aparelho fixo para intrusão de um único dente pode causar extrusão dos dentes adjacentes e os aparelhos removíveis têm associados procedimentos laboratoriais complexos.

Shannon e Nanda (2004)[39] sugeriram o nivelamento da Curva de Spee através da verticalização dos molares, da extrusão dos pré-molares e da intrusão ou alargamento dos incisivos. Não foi observada nenhuma diferença na quantidade de recidiva da curva em pacientes extraídos e não extraídos. Foi observada maior recidiva com retentores removíveis do que com retentores fixos.

Andersen (2005)[64] efectuou um estudo para determinar se a magnitude da força intrusiva influencia a taxa de intrusão ou a quantidade de alteração da inclinação axial, extrusão e estreitamento dos segmentos vestibulares. Foram estudados dois grupos de 10 pacientes cada. No grupo 1, foi aplicada uma força intrusiva de 40 gm e no grupo 2, 80 gm de força intrusiva. Não houve diferença estatisticamente significativa entre o grupo 1 e o grupo 2 na taxa de intrusão dos incisivos, ou na quantidade de alteração da inclinação axial, extrusão e estreitamento dos segmentos vestibulares.

Steenbergen et al (2005)[65] efectuaram um estudo para determinar se a aplicação de força intrusiva pelo arco de intrusão nas asas distais do incisivo lateral provoca uma alteração na inclinação axial dos incisivos superiores. Os resultados mostram um aumento na inclinação axial dos incisivos, apoiando a hipótese de que quanto maior for a distância do ponto de aplicação da força ao centro de resistência, maior será o momento e, por conseguinte, maior será a alteração na inclinação axial.

Amasyali et al (2005)[66] efectuaram um estudo para comparar os efeitos do arco de intrusão de Connecticut e do arco de intrusão utilitário. Foram selecionados 20 pacientes (15 raparigas e 5 rapazes) com má oclusão de Classe I ou Classe II com mordida profunda de 4 mm. Todos os indivíduos tinham um padrão de crescimento normal ou vertical. A amostra foi dividida em dois grupos, o grupo I foi composto por 10 crianças tratadas com arco de intrusão CIA e no grupo II foi utilizado o arco de intrusão utilitário (UIA) para nivelar a Curva de Spee. Os doentes foram observados com um intervalo de 4 semanas e a mecânica de intrusão foi mantida durante 6 meses. Verificou-se que tanto o arco de intrusão de Connecticut como o arco de intrusão utilitário foram eficazes no tratamento da mordida profunda. Os incisivos superiores intruíram 2,40 mm no grupo UIA e 3,10 mm no grupo CIA. Os incisivos inferiores proclinaram em ambos os grupos.

Ng J et al (2005)[67] realizaram uma meta-análise para quantificar a quantidade de intrusão verdadeira dos incisivos que pode ser obtida durante o tratamento ortodôntico. Após analisar 28 estudos, concluíram que, em indivíduos sem crescimento, o arco segmentado pode produzir 1,5 mm de intrusão de incisivos na arcada maxilar e 1,9 m na arcada mandibular.

Hans et al (2006)[68] avaliaram o resultado da correção da sobremordida utilizando o tratamento ortodôntico standard edgewise com extração de 4 molares ou o tratamento Tweed edgewise com extração de 4 primeiros pré-molares. Ambas as estratégias de tratamento mostraram ter um bom controlo do crescimento vertical da mandíbula. A correção da mordida profunda ocorreu principalmente pela intrusão corporal dos dentes anteriores da mandíbula na amostra Tweed edgewise.

Bernstein et al (2007)[69] realizaram um estudo retrospetivo sobre a eficácia a longo prazo da técnica do fio de arcada contínuo para a intrusão em pacientes com mordida profunda Classe II divisão 1 sem extração. Concluiu-se que a correção ocorreu principalmente por extrusão de pré-molares e alguma quantidade de intrusão de incisivos. Os resultados foram considerados estáveis a longo prazo.

Sifakakis (2009)[70] realizou um estudo para comparar as forças intrusivas e os momentos de torção gerados durante a intrusão anterior entre diferentes mecânicas de intrusão de incisivos em dentes anteriores mandibulares. O arco de intrusão TMA Burstone de 0,017 "x 0,025" exerceu a menor força intrusiva, seguido pelo arco utilitário TMA de 0,017 "x 0,025" e pelo arco utilitário Blue Elgiloy de 0,016 "x 0,016". A força intrusiva foi mais elevada na mandíbula, uma vez que o comprimento da ponte vestibular da arcada de utilidade mandibular era mais curto do que o das arcadas maxilares.

Meha Verma et al (2010)[71] efectuaram um estudo para avaliar a intrusão e a reabsorção radicular utilizando a arcada de intrusão de Burstone e a arcada de intrusão de Connecticut durante um período de 16 semanas. A amostra consistiu em 5 pacientes de cada grupo. Foram efectuados cefalogramas laterais imediatamente antes e depois da intrusão. Os resultados mostram uma intrusão média do incisivo superior de 0,9 mm em 4,1 meses com o arco de intrusão de Burstone e de 3,5 mm em 4,3 meses com o CIA. Também foi observada uma maior reabsorção radicular no grupo CIA (1,9 mm) em comparação com a arcada de intrusão de Burstone (0,62 mm).

MATERIAIS PARA CORRECÇÃO DE SOBREMORDIDA AUMENTADA

Ricketts (1978)[16] desenvolveu uma arcada de utilidade inferior feita de Elgiloy azul de 0,016" x 0,016" para correção de mordida profunda por intrusão dos anterios inferiores.

Goldberg e Burstone (1979)[72] desenvolveram ligas de titânio beta que tinham baixas taxas de deflexão de carga e altas deflexões elásticas. Devido à predominância da fase beta cúbica centrada no corpo, estas ligas têm boa formabilidade mesmo após o trabalho a frio. É estável à temperatura ambiente devido a elementos de liga como o molibdénio, o vanádio, o colúmbio, o tântalo, o manganês, o ferro, o crómio, o cobalto, o níquel e o cobre.

Burstone e Goldberg (1980)[29] introduziram a liga de Beta Titânio, que é uma excelente amálgama de elevado retorno elástico, baixa rigidez e elevada formabilidade. Este equilíbrio de propriedades proporciona um excelente sistema de forças com uma configuração simplificada e é superior ao aço inoxidável. As forças produzidas pelo Beta Titanium são aproximadamente 40% superiores às do aço inoxidável, produzindo uma aplicação de força mais suave. Em caso de arco de intrusão, a baixa taxa de deflexão da carga produzida pelo baixo módulo de elasticidade e pelo elevado retorno elástico permite que uma ativação de 12 mm produza 60 gramas de força na linha média sem colocação de hélices posteriormente.

Kusy (1981)[73] comparou os fios de Níquel Titânio e Beta Titânio com os materiais de arcos ortodônticos convencionais. Com base nos seus resultados, recomendou que o Níquel Titânio é um bom fio inicial e o Beta Titânio é um bom fio de arco intermédio.

Braun e Marcotte (1995)[56] explicaram a importância dos sistemas de força. O sistema de força deve ter uma baixa taxa de deflexão da carga com um longo alcance de ativação. A taxa de deflexão da carga depende da secção transversal do fio, do material do fio e do comprimento do fio. O aumento da distância entre os pontos de aplicação da força diminui a taxa de deflexão da carga, minimiza as alterações na direção da força durante o movimento do dente e permite uma maior amplitude de ativação. Ele relatou que a alteração do material afecta a taxa de mola em proporção direta ao seu módulo de elasticidade. Se a taxa de mola do aço inoxidável for 1, então uma mola idêntica de TMA ou nitinol tem uma taxa de 0,4 e a de NiTi austenítico 0,26 da do aço inoxidável.

Nanda (1997)[60] descreveu que o sistema de intrusão tem dois componentes de aparelhos: componentes estáveis e componentes activos. Os componentes estáveis consistem no segmento anterior, segmento posterior e arco palatino. Os segmentos anterior e posterior são compostos por arcos pré-formados de aço inoxidável de 0,016" x 0,022" ou 0,017" x 0,025". O componente ativo consiste num arco de intrusão feito de fio TMA de 0,017" x 0,025". O fio TMA foi preferido ao aço inoxidável porque tem uma elevada resiliência e formabilidade e permite dobras no fio.

Kusy (1997)[74] descreveu o fio de NiTi convencional e o fio de Beta Titânio. O Dr. George Andreasen foi o primeiro a reconhecer o potencial do NiTi. O primeiro NiTi foi comercializado para o ortodontista como Nitinol. Era composto de 50:50 de níquel e titânio. Esta liga era passiva, pois a memória de forma era suprimida pelo trabalho a frio do fio durante a trefilação a mais de 8 a 10%. Trata-se de uma liga estabilizada martensítica com baixa força por unidade de deflexão e baixa rigidez. É silenciosamente elástica, fornecendo apenas um quinto a um sexto da força por unidade de deflexão. Por isso, cumpre o critério de força leve e contínua. A única desvantagem deste fio é a sua baixa formabilidade. A liga de titânio Beta foi introduzida por

Burstone com o objetivo primário de caraterísticas de desativação de cerca de um terço do aço inoxidável e o dobro do nitinol estabilizado martensítico convencional. Assim, a Ormco Corporation introduziu uma liga de titânio-molibdénio de fase beta de baixa rigidez, conhecida como TMA. Em comparação com o Nitinol, a TMA era inerentemente mais suave, podia ser soldada e tinha boa formabilidade. A TMA produz uma força mais suave por unidade de deflexão e tem mais alcance e maior retorno elástico.

Nanda, Marzban e Kuhlberg (1998)[28] Foi introduzido o arco de intrusão de Connecticut. É constituído por NiTi, pelo que tem as propriedades de retorno elástico, memória de forma e aplicação de força leve e contínua. As curvas de ponta para trás são colocadas anteriormente aos molares, fornecendo 40 - 60 gm de força. Anteriormente, o fio não é encaixado na ranhura do bracket, mas apenas ligado. As curvas para trás são afiadas para evitar o alargamento dos incisivos. Observa-se uma intrusão de 1 mm em 6 semanas.

Uribe e Nanda (2003)[75] usaram o arco de intrusão CIA para fornecer uma força de 35-40

gramas. Para produzir níveis de força mais elevados de 50-60 gm, como é desejável em alguns pacientes adultos, os fios de titânio pré-formados CNA Beta III podem ser activados colocando dobras de momento em frente dos tubos molares. Para uma ativação de força ideal, a curva deve estar 3-5 mm mesial ao tubo auxiliar do primeiro molar quando o fio é inserido. Apresentou um relato de caso de um paciente adulto Classe II divisão 2 tratado com extração de pré-molar superior e arcada de intrusão. A arcada de intrusão não é cingida para trás inicialmente para permitir o alargamento dos incisivos superiores e depois é cingida para trás para a intrusão dos incisivos.

Amasyali et al (2005)[66] compararam o efeito intrusivo do arco de intrusão de Connecticut (CIA) e do arco de intrusão Utility (UIA). Com o aparelho com slot de 0,018", o fio recomendado para o arco mandibular é 0,016" x 0,016" ou 0,016 x 0,022" Blue Elgiloy (não tratado termicamente). Com um aparelho com ranhura de 0,022", é utilizado um elgiloy azul de 0,019" x 0,019". Ao engatar, produz uma força de 25 gramas nos incisivos inferiores. O CIA está disponível em dois tamanhos de fio: 0.016" x 0.022" e 0.017" x 0.025". O mecanismo básico de aplicação de força do CIA é a curva em V calibrada para aplicar 40 - 60 gramas de força.

Verstrynge et al (2006)[75] referiram que o Beta Titânio é um dos materiais ortodônticos mais utilizados. As vantagens do TMA incluem o elevado retorno elástico, a baixa rigidez, a elevada formabilidade e a capacidade de soldadura direta. O inconveniente do TMA é o elevado coeficiente de atrito.

Uribe e Nanda (2006)[76] apresentaram um relato de caso sobre a correção de um plano incisal inferior inclinado. Utilizaram um fio cantilever CNA Beta Titanium 0,017" X 0,025" unilateralmente. A correção do plano incisal inferior inclinado ocorreu em 10 semanas sem qualquer reativação. Foi utilizado elástico de assentamento vertical no lado oposto para extruir o canino e o pré-molar inferiores.

Juvvadi et al (2010)[77] realizaram um estudo para comparar as propriedades físicas dos fios de aço inoxidável, TMA e CNA (Connecticut New Arch). Todos os fios tinham uma dimensão de 0,017 "x0,025". Verificou-se que o CNA tem mais titânio, mas menos molibdénio, zircónio e estanho. O zircónio no CNA contribui para o aumento da resistência e da dureza e evita a formação de fase ómega de fragilização durante o processamento a temperaturas elevadas. Os resultados mostraram que o CNA é superior ao TMA na medida em que tem uma maior resistência à fratura devido ao aumento da resistência à tração final. O estudo concluiu que o CNA é o melhor dos três fios em termos de deflexão, rigidez e flexibilidade.

CAPÍTULO 4

METODOLOGIA

Os traçados registados nos cefalogramas laterais pré e pós-intrusão de 25 pacientes tratados com o Arco de Intrusão de Connecticut (CIA) e outros 25 pacientes tratados com o Arco Novo de Connecticut (CNA) em casos de sobremordida aumentada foram obtidos no Departamento de Ortodontia e Ortopedia Facial, GITAM Dental College & Hospital, Vishakapatnam e foram analisados de acordo com o procedimento padrão e os resultados foram tabulados

Critérios de inclusão da amostra:

> A amostra é constituída por doentes que não estão a crescer, uma vez que as alterações de crescimento dificultam a avaliação da quantidade de intrusão[54]

> Tanto os homens como as mulheres são incluídos na amostra do estudo

> Dentição permanente

> Padrão de crescimento médio a vertical

> Casos de extração de pré-molares

> Pacientes com sobremordida e Curva de Spee de 4 mm ou mais

> Casos tratados com Mecanoterapia Preadjusted Edgewise (Sistema MBT) e intrusão de incisivos inferiores provocada por arcos de intrusão CIA ou CNA.

> Ausência de sintomas clínicos de disfunção da articulação temporomandibular ou de doença periodontal.

> Ausência de reabsorção radicular apical.

Materiais utilizados no estudo: (Fig. 1)

> 0,017 "x0,025" CIA e 0,017'x0,025" CNA arcos de intrusão.

> Cefalogramas laterais padronizados antes e depois do tratamento.

> Papel vegetal de acetato com 0,003 polegadas de espessura.

> Lapiseira Staedtler Marsmicro 0.3mm.

> Caixa de geometria (balança, transferidor, esquadros, borracha, afia.

> Fita adesiva.

> Tábua de traçar.

> Calculadora.

Análise dos cefalogramas laterais:

Os cefalogramas de perfil foram efectuados em oclusão, em condições normalizadas, com um cefalostato. Os traços foram feitos em papel de acetato de 0,003 polegadas de espessura com lápis Staedtler Marsmicro de 0,3 mm e os pontos de referência foram identificados. Os pontos médios das imagens direita e esquerda foram utilizados para os pontos de referência bilaterais. As medições angulares foram registadas com um transferidor com uma aproximação de 0,5 graus e as medições lineares foram efectuadas com uma régua com uma aproximação de 0,5 mm. Todos os traçados foram novamente verificados para verificar a exatidão.

Os pontos cefalométricos, os planos de referência e as medidas lineares e angulares utilizados no estudo foram os seguintes

Pontos de referência: (Fig. 4)

1. Násio (N): O ponto mais anterior da sutura frontonasal no plano médio-sagital.
2. Sela (S): O ponto que representa o centro geométrico da fossa pituitária (Sella turcica).
3. Basion (Ba): Ponto mais baixo da borda anterior do foramen magnum.
4. Ponto A: o ponto mais posterior da linha média na concavidade entre o ENA e a prótese (o ponto mais inferior no osso alveolar que cobre os incisivos superiores).
5. Menton (Me): Ponto mais inferior da sínfise da mandíbula.
6. Pogónio (Pog): ponto mais anterior do queixo.
7. Ponto Xi: Centro geométrico do ramo mandibular.
8. Ponto DP: Um ponto na linha APog seguindo a proporção divina de 1:1,618.

9. Protuberância menti / Suprapogonion (Pm): Ponto em que o contorno do queixo começa a recuar no perfil, ou no topo da crista do córtex ósseo no contorno da sínfise na área da protuberância mental.
10. Incisão inferius apicalis (Iia): O ápice da raiz do incisivo central mandibular mais anterior ou o ponto médio da bissecção da largura apical da raiz.
11. Incision inferius incisalis (Iii): o bordo incisal da parte mais proeminente da mandíbula incisivo central.
12. Primeiro molar inferior (L6): A ponta da cúspide mesiovestibular do primeiro molar mandibular molar permanente.
13. Ponta da raiz mesial do primeiro molar inferior (L6mr): O ápice da raiz mesial do primeiro molar permanente inferior ou o ponto médio na bissecção da largura apical da raiz.

Linhas ou planos: (Fig. 5)

1) S-N: Linha que vai de Sella a Nasion.
2) Ba-N: Linha que liga Basion a Nasion.
3) Eixo do corpo (CA): Linha que se estende do ponto Xi à Protuberância Menti.
4) Plano oclusal: Linha do ponto Xi ao ponto DP.
5) Plano mandibular: É uma tangente ao ângulo goníaco e ao ponto mais baixo da sínfise.
6) lia-Iii: Linha que passa pelo longo eixo do incisivo inferior.
7) L6-L6mr: Linha que passa pela ponta da cúspide mesiovestibular até à ponta da raiz mesial do primeiro molar inferior.

Parâmetros angulares: (Fig. 6)

1. LI-CA: é o ângulo formado pela união de uma linha que vai de Iii a Iia e o eixo do corpo (CA). Avalia a inclinação do incisivo inferior em relação ao eixo do corpo.
2. LI-MP: É o ângulo formado pela união de uma linha de Iii a Iia e MP. Avalia a inclinação do

incisivo inferior em relação ao plano mandibular.

3. LI-APog: É o ângulo formado pela união de uma linha de Iii a Iia e o ponto A ao Pogónio. Define a protrusão dos anteriores da mandíbula.
4. LI-OP: É o ângulo formado pela união de uma linha de Iii a Iia e o plano oclusal. Indica a alteração induzida pelo tratamento na inclinação do incisivo mandibular.
5. LM-CA: É o ângulo formado pela união de uma linha de L6 a L6mr e o eixo do corpo (CA). Avalia a angulação do molar inferior em relação ao eixo do corpo.
6. LM-MP: é o ângulo formado pela união de uma linha de L6 a L6mr e o plano mandibular (MP). Avalia a angulação do primeiro molar inferior em relação ao eixo do corpo.
7. LM-OP: É o ângulo formado pela união de L6 a L6mr e o plano oclusal. Indica a inclinação mesial ou distal do molar induzida pelo tratamento.
8. Ba-N-CA : É o ângulo formado entre dois planos de referência estáveis (Basion-Nasion e Corpus Axis). Foi selecionado como indicador de uma possível rotação mandibular induzida pelo tratamento.
9. SN-MP: É o ângulo formado entre os pontos de referência da base do crânio, ou seja, da Sela ao Násio, e o plano mandibular.

Parâmetros lineares : Horizontal (Fig. 7)

1. LI-Pm: é a distância horizontal entre o bordo incisal do incisivo central inferior e o ponto Pm, medida paralelamente ao eixo do corpo do dente.
2. LM-Pm: É a distância horizontal da ponta da cúspide mesiovestibular do molar inferior ao ponto Pm, medida paralelamente ao eixo do corpo.

3. LI-APog: É a distância horizontal do bordo incisal do dente central inferior ao dente de leite. incisivo até à linha APog.

Parâmetros lineares : Vertical (Fig. 8)

1. LI-CA: é a distância vertical entre o bordo incisal do incisivo central inferior e o eixo do corpo, medida perpendicularmente ao eixo do corpo.
2. LI-OP: é a distância vertical entre o bordo incisal do incisivo central inferior e o plano oclusal, medida perpendicularmente ao eixo do corpo.
3. LI-MP: é a distância vertical entre o bordo incisal do incisivo central inferior e o plano mandibular, medida perpendicularmente ao plano mandibular.
4. LM-CA: É a distância vertical entre a ponta da cúspide mesiovestibular do molar inferior e o eixo do corpo, medida perpendicularmente ao eixo do corpo.
5. LM-OP: é a distância vertical entre a ponta da cúspide mesiovestibular do molar inferior e o plano oclusal, medida perpendicularmente ao eixo do corpo.
6. LM-MP: é a distância vertical entre a ponta da cúspide mesiovestibular do molar inferior e o plano mandibular, medida perpendicularmente ao plano mandibular.

ANÁLISES ESTATÍSTICAS

A média e o desvio padrão dos valores pré-intrusão e pós-intrusão foram calculados para ambos os grupos a partir dos dados primários. Foram efectuados os seguintes procedimentos estatísticos para comparar os dados obtidos.

Teste t-pareado

Foi utilizada para comparar as alterações antes e depois da intrusão no Grupo I e no Grupo II. A fórmula aplicada foi:

$$t = \frac{\bar{d}}{\frac{s}{\sqrt{n}}}$$

Onde, ***d*** é a diferença entre as medições pré e pós, ***n*** é o tamanho da amostra, ***S*** é Desvio padrão da diferença entre as medições pré e pós.

Foi estabelecido um valor "P" < 0,05 para a significância estatística.

Teste t não pareado

Foi utilizada para comparar as alterações de tratamento entre o Grupo I e o Grupo 2. Fórmula aplicada:

$$t = \frac{\overline{X}_1 - \overline{X}_2}{\sqrt{\frac{s_1^2}{n_1} + \frac{s_2^2}{n_2}}}.$$

Em que x_1 e **X2** são as médias, **S1** e **S2** são os desvios-padrão e **n1** e **n2** são a dimensão da amostra do Grupo I e do Grupo II, respetivamente.

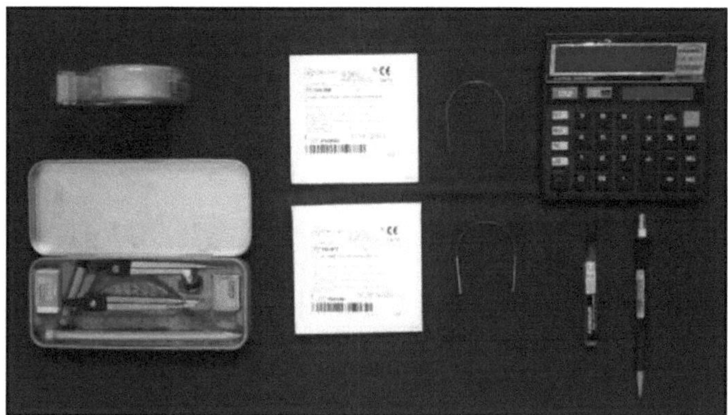

Fig. 1: Materiais utilizados no estudo

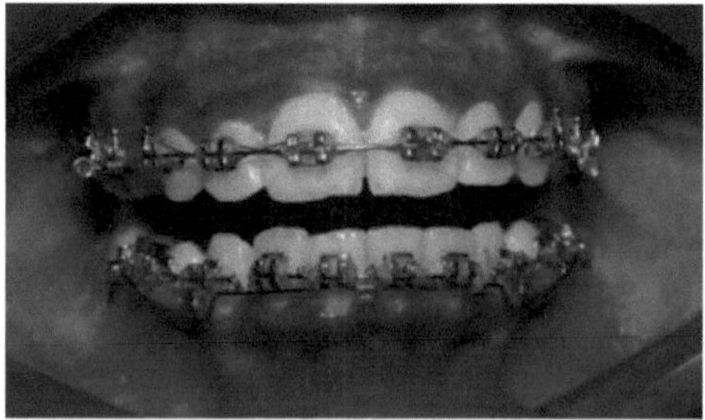

Fig. 2: Arco de intrusão CIA na parte anterior da mandíbula

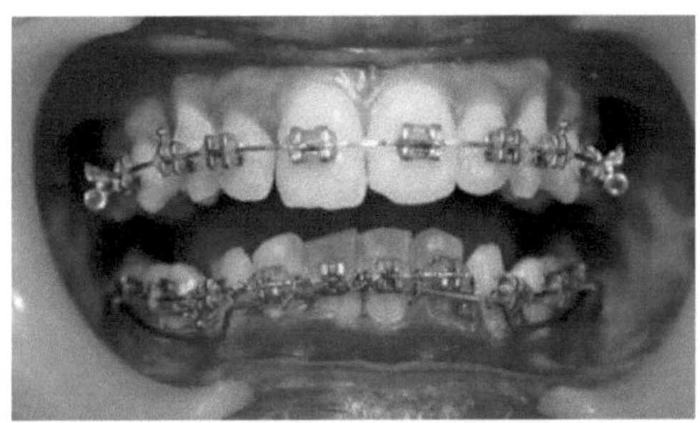

Fig. 3: Arco de intrusão do CNA na parte anterior da mandíbula

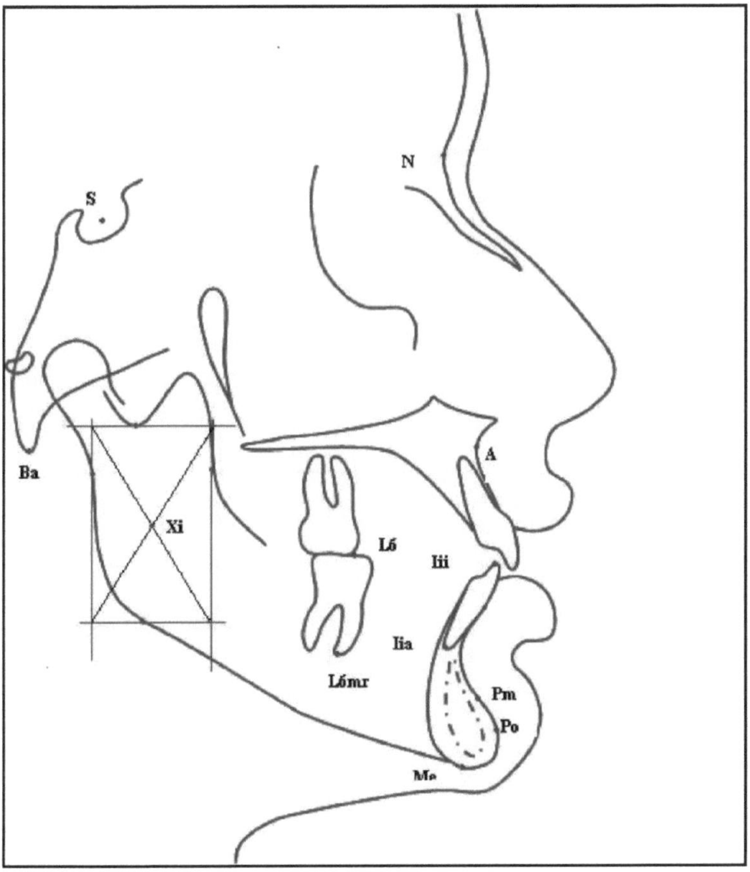

Fig. 4: Marcos cefalométricos

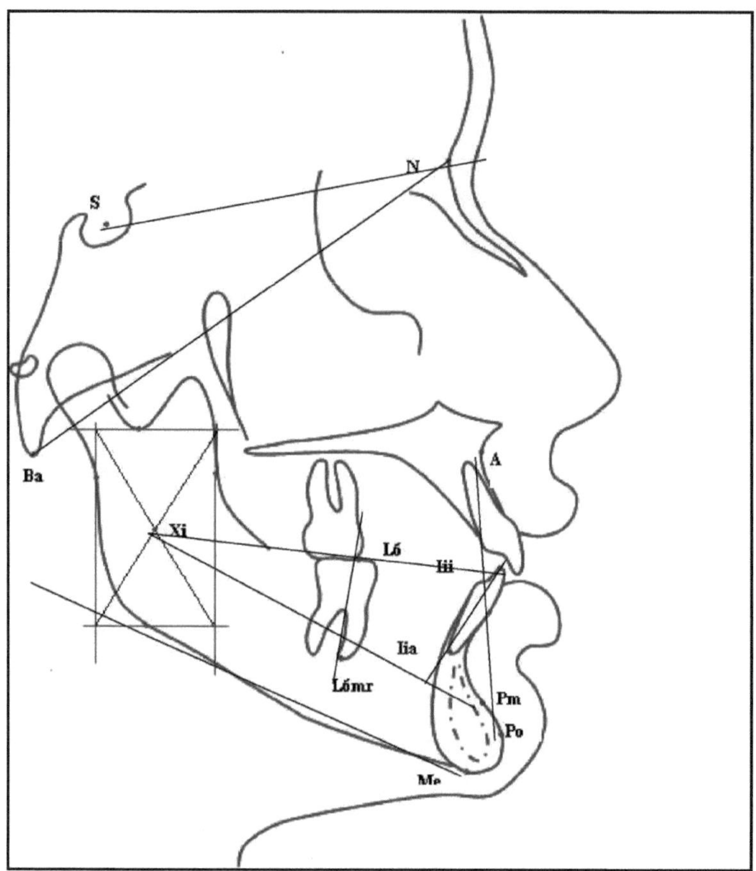

Fig. 5: Planos cefalométricos: 1. plano S-N, 2. plano Ba-N, 3. eixo do corpo, 4. plano oclusal, 5. plano mandibular, 6. Iia-Iii, 7. L6-L6mr

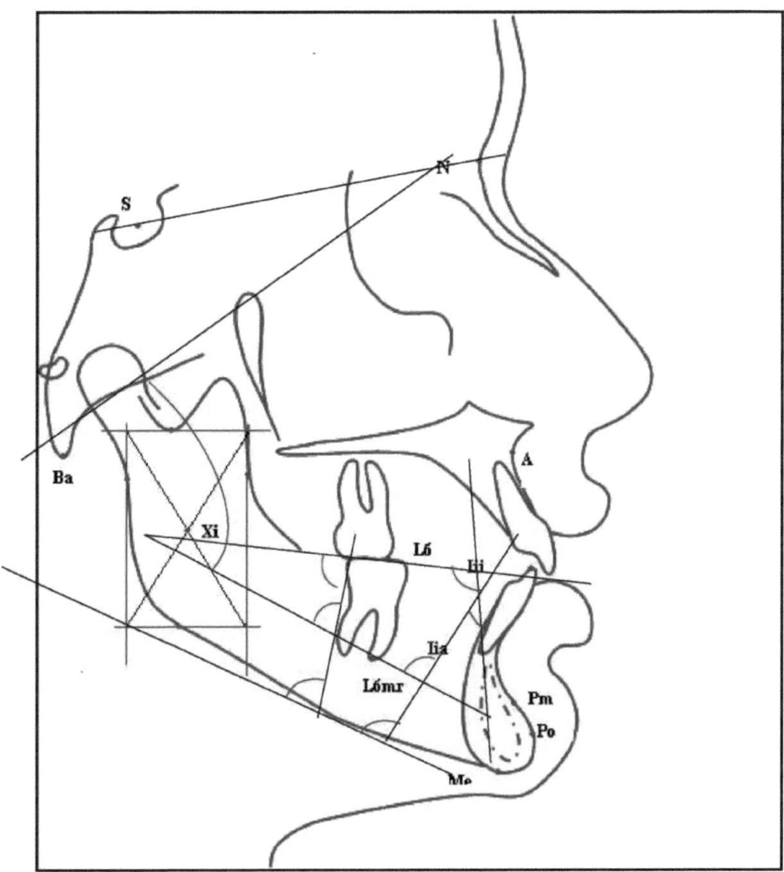

Fig. 6: Medições angulares: 1. LI-CA, 2. LI-MP, 3. LI-APog, 4. LI-OP, 5. LM-CA, 6. LM-MP, 7. LM-OP, 8. BaN-CA, 9. SN-MP

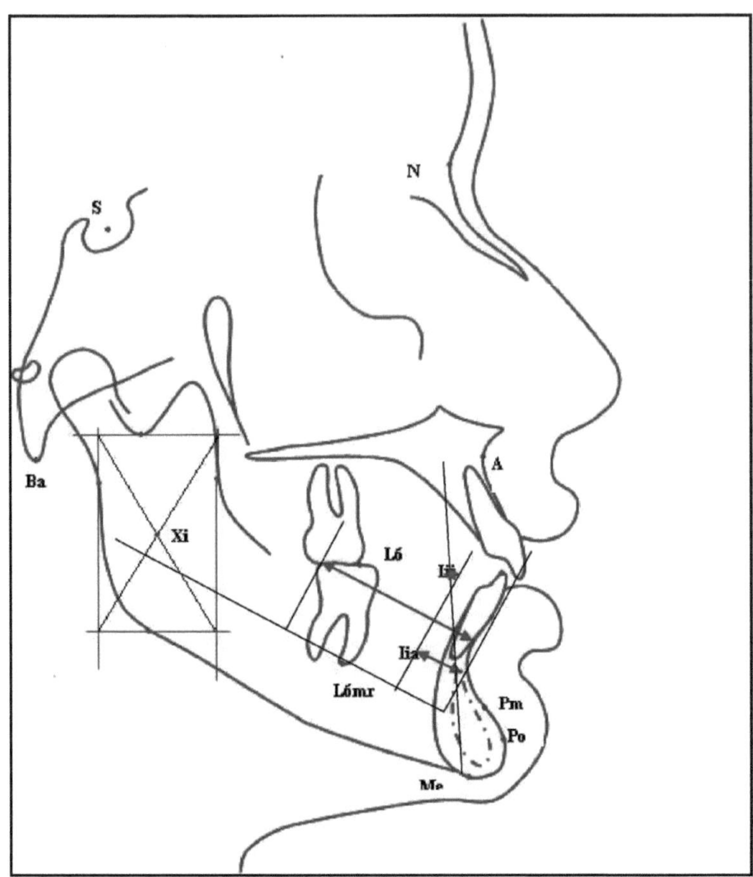

Fig. 7: Medições horizontais: 1. LI-PM, 2. LM-PM, 3. LI-A-Pog

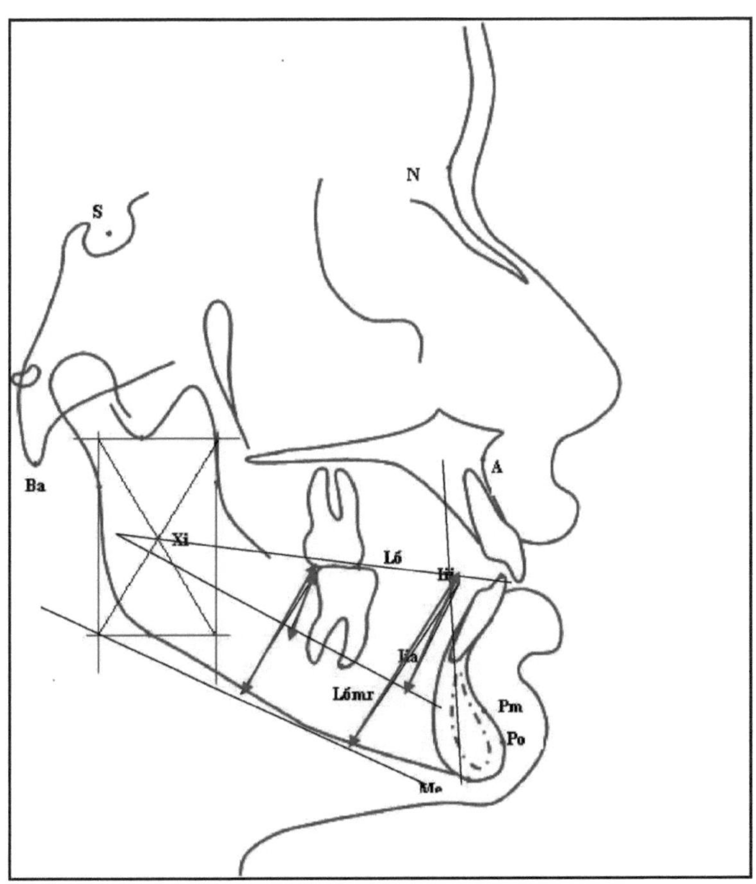

Fig. 8: Medições verticais: 1. LI-CA, 2. LI-OP, 3. LI-MP, 4. LM-CA, 5. LM-OP, 6. LM-MP

CAPÍTULO 5

RESULTADOS

Este estudo tem como objetivo comparar a eficácia clínica de dois arcos de intrusão diferentes, nomeadamente o Arco de Intrusão de Connecticut (CIA) e o Arco Novo de Connecticut (CNA). As alterações dentárias mandibulares que ocorreram após um período de 4 meses com estes arcos de intrusão foram avaliadas usando cefalogramas laterais.

A recolha de dados foi efectuada através de um método experimental. Uma amostra de 50 pacientes foi selecionada com base nos critérios de inclusão e dividida em dois grupos. O Grupo I era composto por 25 indivíduos nos quais a correção da sobremordida foi conseguida com o arco de intrusão CIA e o Grupo II tinha 25 pacientes nos quais foi utilizado o arco de intrusão CNA.

Neste estudo, foram analisados traçados de telerradiografias laterais pré e pós-tratamento, tanto para parâmetros angulares como lineares.

Foram calculados dados descritivos que incluíam médias e desvios-padrão para os parâmetros lineares e angulares. Foi utilizado o teste t emparelhado para comparar as alterações antes e depois do tratamento no grupo I e no grupo II. O teste t não pareado foi utilizado para comparar as alterações do tratamento entre o grupo I e o grupo II. O valor 'P' de < 0,05 foi definido para significância estatística.

Quadro 1: Amostras para o estudo.

Groups	Sample size	Specimen type
Group I	25	CIA
Group II	25	CNA

A Tabela 5 e a Fig. 9 mostram as medições angulares antes e depois da intrusão no Grupo I.

- As observações mostram uma diminuição significativa da inclinação dos incisivos inferiores em relação ao eixo do corpo, à linha A-Pog, ao plano mandibular e ao plano oclusal.
- Não se observa qualquer movimento significativo do primeiro molar inferior em relação ao eixo do corpo, ao plano oclusal e ao plano mandibular.
- Não se registam alterações significativas no eixo BaN-corpo e SN-MP.

A Tabela 6 e a Fig. 10 representam as medições angulares antes e depois da intrusão no Grupo II.

- Há uma redução significativa na proclinação dos incisivos inferiores em relação ao eixo do corpo, ao plano APo, ao plano oclusal e ao plano mandibular.
- Não há movimento significativo do molar inferior em relação ao eixo do corpo e ao plano mandibular.
- Não se registam alterações significativas no eixo BaN-corpo e SN-MP.

A Tabela 7 e a Fig. 11 mostra a comparação das medidas angulares entre o Grupo I e o Grupo II utilizando o teste t não pareado.

- Não se observou diferença significativa nos valores pré e pós-intrusão das medidas angulares do incisivo inferior em relação ao eixo do corpo, plano oclusal, plano A-Pog e plano mandibular entre o Grupo I e o Grupo II.
- Não se observou diferença significativa nos valores pré e pós-intrusão das medidas angulares do molar inferior em relação ao eixo do corpo, ao plano oclusal e ao plano mandibular entre o Grupo I e o Grupo II.
- Não foram observadas alterações significativas na angulação da SN-MP e do NBa-CA entre os Grupos I e II.

As observações da Tabela 8 e da Fig. 12 mostram a medição horizontal antes e depois da intrusão no Grupo I

- Um movimento significativo para trás dos incisivos inferiores em relação à protuberância Menti.
- Existe um movimento significativo para trás do incisivo inferior em relação à linha A-Pog.
- Não existe um movimento significativo do molar inferior em relação à protuberância Menti.

O quadro 9 e a Fig. 13 mostra a medição horizontal antes e depois da intrusão no Grupo II

- Existe um movimento significativo para trás dos incisivos inferiores em relação à Protuberância Menti.
- Existe um movimento significativo para trás do incisivo inferior em relação à linha A-Pog.
- Não existe um movimento significativo do primeiro molar inferior em relação à Protuberância Menti.

A Tabela 10 e a Fig. 14 mostra a comparação das medições horizontais lineares pré-intrusão e pós-intrusão no Grupo I e no Grupo II.

- Existe um movimento significativo para trás do incisivo inferior em relação à Protuberância Menti e à linha A-Pog em ambos os Grupos I e II.
- Não há movimento significativo do molar inferior em ambos os grupos.

A Tabela 11 e a Fig. 15 demonstram as medições verticais lineares pré e pós-intrusão no Grupo I.

- Existe uma intrusão significativa dos incisivos inferiores em relação ao eixo do corpo, ao plano oclusal e ao plano mandibular.
- Não existe um movimento significativo do primeiro molar inferior em relação ao eixo do

corpo, ao plano oclusal e ao plano mandibular.

A Tabela 12 e a Fig. 16 demonstram a comparação das medições verticais lineares pré-intrusão e pós-intrusão no Grupo II.

> Existe uma intrusão significativa do incisivo inferior em relação ao eixo do corpo, ao plano mandibular e ao plano oclusal.

> Não existe um movimento significativo do primeiro molar inferior em relação ao eixo do corpo, ao plano mandibular e ao plano oclusal.

O Quadro 13 e a Fig. 17 mostram a comparação das medições verticais antes e depois da intrusão em

Grupo I e Grupo II.

> Não há diferença significativa na quantidade de intrusão dos incisivos inferiores obtida no Grupo I e no Grupo II em relação ao eixo do corpo, ao plano oclusal e ao plano mandibular.

> Não existe diferença significativa no movimento dos molares nos dois grupos em relação ao eixo do corpo, ao plano oclusal e ao plano mandibular.

Tabela 2: Estatística descritiva das medidas angulares pré e pós-intrusão no Grupo I e no Grupo II.

Parameters (Degrees)	Treatment	Group I		Group II	
		Mean	Std.Dev.	Mean	Std.Dev.
LI – CA	Pre-intrusion	91.8000	3.3928	89.9000	3.9847
	Post-intrusion	91.2000	3.4254	89.1000	4.3063
LI-APO	Pre-intrusion	24.4000	2.3190	19.2000	3.4577
	Post-intrusion	23.7000	2.4518	18.4000	3.8355
LI-OP	Pre-intrusion	25.6000	3.1693	25.2000	4.2635
	Post-intrusion	25.0000	3.2318	24.4000	4.7656
LI – MP	Pre-intrusion	95.8000	4.1580	93.9000	4.3576
	Post-intrusion	95.2000	4.0222	93.1000	4.7011
LM – CA	Pre-intrusion	73.2000	3.9944	75.4000	2.7162
	Post-intrusion	73.0000	3.8586	75.1000	2.6013
LM – OP	Pre-intrusion	7.3000	4.7854	8.4000	3.8715
	Post-intrusion	7.1000	4.8865	8.1000	3.8137
LM-MP	Pre-intrusion	80.3000	4.4734	79.3000	5.1218
	Post-intrusion	80.0000	4.5461	79.1000	5.0870
SN-MP	Pre-intrusion	30.9000	4.9542	31.1000	5.3009
	Post-intrusion	30.9000	4.8637	31.0000	5.0111
NBA-CA	Pre-intrusion	42.5500	10.2210	54.7000	5.0783
	Post-intrusion	42.5000	10.1680	54.6000	4.8351

Tabela 3: Estatísticas descritivas das medições horizontais antes e depois da intrusão em Grupo I e Grupo II.

Parameters (millimeter)	Treatment	CIA		CNA	
		Mean	Std.Dev.	Mean	Std.Dev.
LI - PM	Pre-intrusion	7.0500	1.6741	7.6000	1.7764
	Post-intrusion	7.3500	1.7646	8.0000	1.8559
LM - PM	Pre-intrusion	25.2500	3.2851	29.8000	1.6193
	Post-intrusion	25.2500	3.2851	29.9000	1.7920
LI - APO	Pre-intrusion	3.2000	1.8135	2.5500	1.8020
	Post-intrusion	2.9000	1.8529	2.1500	1.8567

Tabela 4: Estatística descritiva das medições verticais pré e pós-intrusão no Grupo I e Grupo II.

Parameters (millimeter)	Treatment	Group I		Group II	
		Mean	Std.Dev.	Mean	Std.Dev.
LI-CA	Pre-intrusion	29.8000	5.0122	29.4000	3.2472
	Post-intrusion	28.7500	5.0014	28.1000	3.1340
LI-OP	Pre-intrusion	2.3500	1.3344	0.9000	1.3904
	Post-intrusion	1.3500	1.2921	-0.4000	1.3703
LI-MP	Pre-intrusion	45.9500	6.1121	45.3500	2.3811
	Post-intrusion	44.9500	6.2203	44.0500	2.4546
LM-CA	Pre-intrusion	18.7500	4.0087	16.0500	1.6907
	Post-intrusion	18.7000	4.0565	15.9500	1.5890
LM-OP	Pre-intrusion	-0.7000	1.7670	-1.4000	1.9972
	Post-intrusion	-0.7000	1.7670	-1.2500	1.9755
LM-MP	Pre-intrusion	38.2000	5.5737	34.6500	1.5995
	Post-intrusion	38.1000	5.6657	34.5000	1.8257

COMPARAÇÕES INTRAGRUPO: MEDIÇÕES ANGULARES

Tabela 5: Comparação das medições angulares antes e depois da intrusão no Grupo I.

Parameters (Degrees)	Treatment	Mean	Std.Dv.	Mean diff.	SD diff.	% of change	Paired t-value	p-value
LI - CA	Pre-intrusion	91.8000	3.3928					
	Post-intrusion	91.2000	3.4254	0.6000	0.6992	0.6536	2.7136	0.0239*
LI - APo	Pre-intrusion	24.4000	2.3190					
	Post-intrusion	23.7000	2.4518	0.7000	0.6749	2.8689	3.2796	0.0095*
LI - OP	Pre-intrusion	25.6000	3.1693					
	Post-intrusion	25.0000	3.2318	0.6000	0.6992	2.3438	2.7136	0.0239*
LI - MP	Pre-intrusion	95.8000	4.1580					
	Post-intrusion	95.2000	4.0222	0.6000	0.6992	0.6263	2.7136	0.0239*
LM - CA	Pre-intrusion	73.2000	3.9944					
	Post-intrusion	73.0000	3.8586	0.2000	0.4216	0.2732	1.5000	0.1679
LM - OP	Pre-intrusion	7.3000	4.7854					
	Post-intrusion	7.1000	4.8865	0.2000	0.4216	2.7397	1.5000	0.1679
LM - MP	Pre-intrusion	80.3000	4.4734					
	Post-intrusion	80.0000	4.5461	0.3000	0.6749	0.3736	1.4056	0.1934
SN - MP	Pre-intrusion	30.9000	4.9542					
	Post-intrusion	30.9000	4.8637	0.0000	0.4714	0.0000	0.0000	1.0000
NBa - CA	Pre-intrusion	42.5500	10.2210					
	Post-intrusion	42.5000	10.1680	0.0500	0.1581	0.1175	1.0000	0.3434

$^{*}p<0.05$

Tabela 6: Comparação das medições angulares pré-intrusão e pós-intrusão no Grupo II.

Parameters (Degrees)	Treatment	Mean	Std.Dv.	Mean diff.	SD diff.	% of change	Paired t-value	p-value
LI - CA	Pre-intrusion	89.9000	3.9847					
	Post-intrusion	89.1000	4.3063	0.8000	0.7888	0.8899	3.2071	0.0107*
LI - APo	Pre-intrusion	19.2000	3.4577					
	Post-intrusion	18.4000	3.8355	0.8000	0.7888	4.1667	3.2071	0.0107*
LI - OP	Pre-intrusion	25.2000	4.2635					
	Post-intrusion	24.4000	4.7656	0.8000	0.7888	3.1746	3.2071	0.0107*
LI - MP	Pre-intrusion	93.9000	4.3576					
	Post-intrusion	93.1000	4.7011	0.8000	0.7888	0.8520	3.2071	0.0107*
LM - CA	Pre-intrusion	75.4000	2.7162					
	Post-intrusion	75.1000	2.6013	0.3000	0.4830	0.3979	1.9640	0.0811
LM - OP	Pre-intrusion	8.4000	3.8715					
	Post-intrusion	8.1000	3.8137	0.3000	0.4216	3.5714	2.2500	0.0501
LM - MP	Pre-intrusion	79.3000	5.1218					
	Post-intrusion	79.1000	5.0870	0.2000	0.4216	0.2522	1.5000	0.1679
SN - MP	Pre-intrusion	31.1000	5.3009					
	Post-intrusion	31.0000	5.0111	0.1000	0.3162	0.3215	1.0000	0.3434
NBa - CA	Pre-intrusion	54.7000	5.0783					
	Post-intrusion	54.6000	4.8351	0.1000	0.3162	0.1828	1.0000	0.3434

$^*p<0.05$

Fig. 9: Comparação da medição angular antes e depois da intrusão no Grupo I.

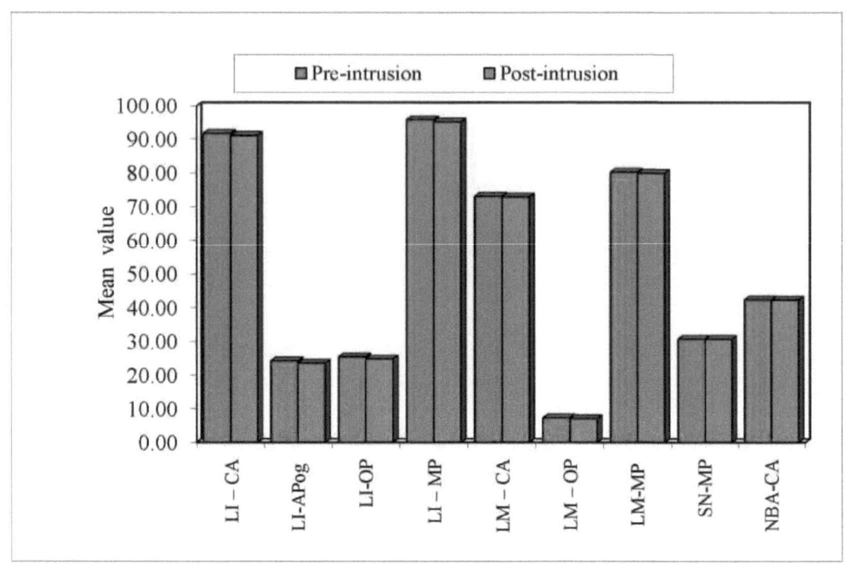

Fig. 10: Comparação das medições angulares antes e depois da intrusão no Grupo II.

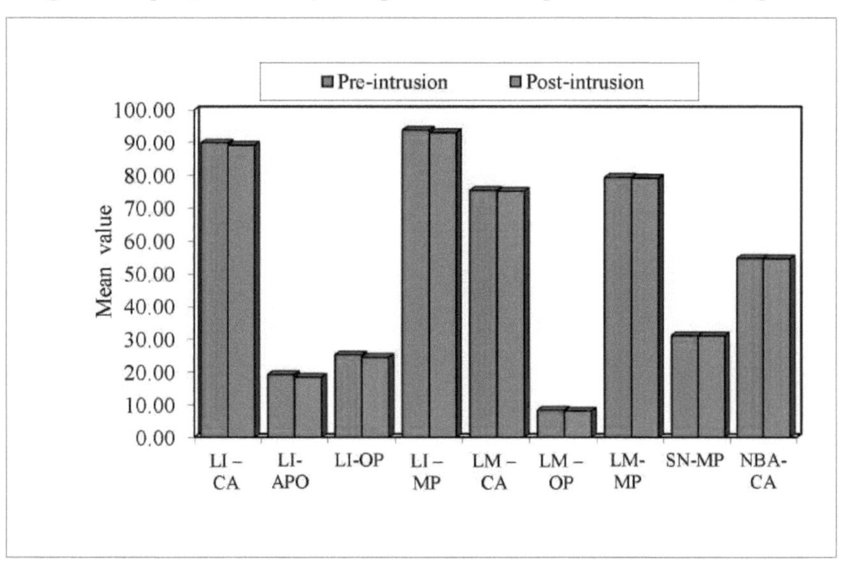

COMPARAÇÃO INTERGRUPOS: MEDIÇÕES ANGULARES

Tabela 7: Comparação das medições angulares antes e depois da intrusão no Grupo I e Grupo II pelo teste t não pareado.

Parameters (Degrees)	Treatment	Group I		Group II		t-value	p-value
		Mean	Std.Dev.	Mean	Std.Dev.		
LI – CA	Pre-intrusion	91.8000	3.3928	89.9000	3.9847	1.1481	0.2660
	Post-intrusion	91.2000	3.4254	89.1000	4.3063	1.2069	0.2431
	Difference	0.6000	0.6992	0.8000	0.7888	-0.6000	0.5560
LI-APO	Pre-intrusion	24.4000	2.3190	19.2000	3.4577	3.9497	0.0009
	Post-intrusion	23.7000	2.4518	18.4000	3.8355	3.6818	0.0017
	Difference	0.7000	0.6749	0.8000	0.7888	-0.3046	0.7642
LI-OP	Pre-intrusion	25.6000	3.1693	25.2000	4.2635	0.2381	0.8145
	Post-intrusion	25.0000	3.2318	24.4000	4.7656	0.3295	0.7456
	Difference	0.6000	0.6992	0.8000	0.7888	-0.6000	0.5560
LI – MP	Pre-intrusion	95.8000	4.1580	93.9000	4.3576	0.9975	0.3317
	Post-intrusion	95.2000	4.0222	93.1000	4.7011	1.0734	0.2973
	Difference	0.6000	0.6992	0.8000	0.7888	-0.6000	0.5560
LM – CA	Pre-intrusion	73.2000	3.9944	75.4000	2.7162	-1.4402	0.1670
	Post-intrusion	73.0000	3.8586	75.1000	2.6013	-1.4270	0.1707
	Difference	0.2000	0.4216	0.3000	0.4830	-0.4932	0.6278
LM – OP	Pre-intrusion	7.3000	4.7854	8.4000	3.8715	-0.5651	0.5790
	Post-intrusion	7.1000	4.8865	8.1000	3.8137	-0.5102	0.6161
	Difference	0.2000	0.4216	0.3000	0.4216	-0.5303	0.6024
LM-MP	Pre-intrusion	80.3000	4.4734	79.3000	5.1218	0.4650	0.6475
	Post-intrusion	80.0000	4.5461	79.1000	5.0870	0.4172	0.6815
	Difference	0.3000	0.6749	0.2000	0.4216	0.3974	0.6958
SN-MP	Pre-intrusion	30.9000	4.9542	31.1000	5.3009	-0.0872	0.9315
	Post-intrusion	30.9000	4.8637	31.0000	5.0111	-0.0453	0.9644
	Difference	0.0000	0.4714	0.1000	0.3162	-0.5571	0.5843
NBA-CA	Pre-intrusion	42.5500	10.2210	54.7000	5.0783	-3.3665	0.0034
	Post-intrusion	42.5000	10.1680	54.6000	4.8351	-3.3985	0.0032
	Difference	0.0500	0.1581	0.1000	0.3162	-0.4472	0.6601

*$p<0.05$

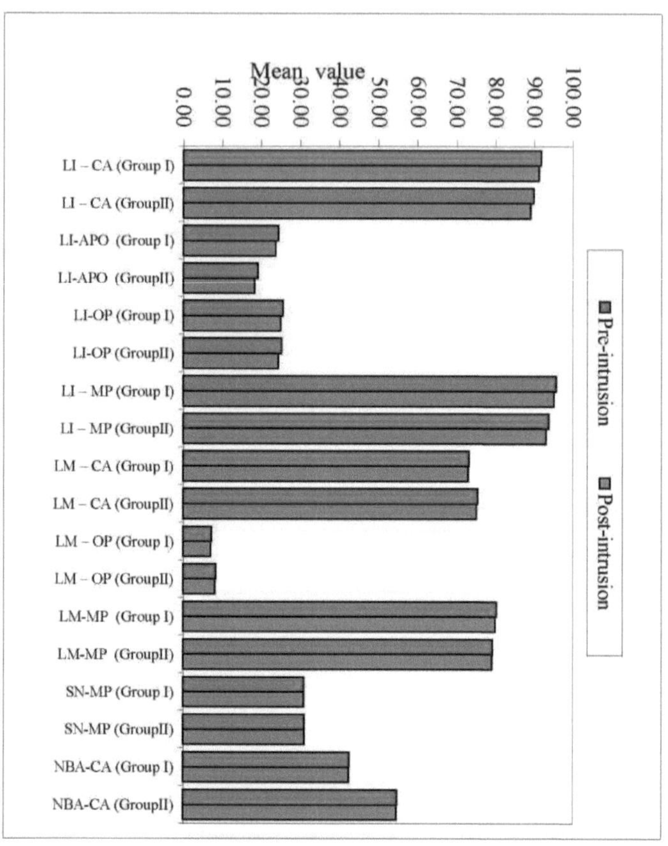

Fig. 11: Comparação das medições angulares antes e depois da intrusão no Grupo I e no Grupo II.

COMPARAÇÃO INTRAGRUPO: MEDIÇÕES HORIZONTAIS

Tabela 8: Comparação das medidas horizontais pré e pós-intrusão no Grupo I através do teste t emparelhado.

Parameters (millimeter)	Treatment	Mean	Std.Dv.	Mean diff.	SD diff.	% of change	Paired t-value	p-value
LI-PM	Pre-intrusion	7.0500	1.6741					
	Post-intrusion	7.3500	1.7646	-0.3000	0.3496	-4.2553	-2.7136	0.0239*
LM-PM	Pre-intrusion	25.2500	3.2851					
	Post-intrusion	25.2500	3.2851	0.0000	--	0.0000	0.0000	1.0000
LI-APO	Pre-intrusion	3.2000	1.8135					
	Post-intrusion	2.9000	1.8529	0.3000	0.3496	9.3750	2.7136	0.0239*

*p<0.05

Tabela 9: Comparação das medições horizontais antes e depois da intrusão no Grupo II por teste t emparelhado.

Parameters (millimeter)	Treatment	Mean	Std.Dv.	Mean diff.	SD diff.	% of change	Paired t-value	p-value
LI-PM	Pre-intrusion	7.6000	1.7764					
	Post-intrusion	8.0000	1.8559	-0.4000	0.3944	-5.2632	-3.2071	0.0107*
LM-PM	Pre-intrusion	29.8000	1.6193					
	Post-intrusion	29.9000	1.7920	-0.1000	0.3162	-0.3356	-1.0000	0.3434
LI-APO	Pre-intrusion	2.5500	1.8020					
	Post-intrusion	2.1500	1.8567	0.4000	0.3944	15.6863	3.2071	0.0107*

*p<0.05

Fig. 12: Comparação das medições horizontais antes e depois da intrusão no Grupo I.

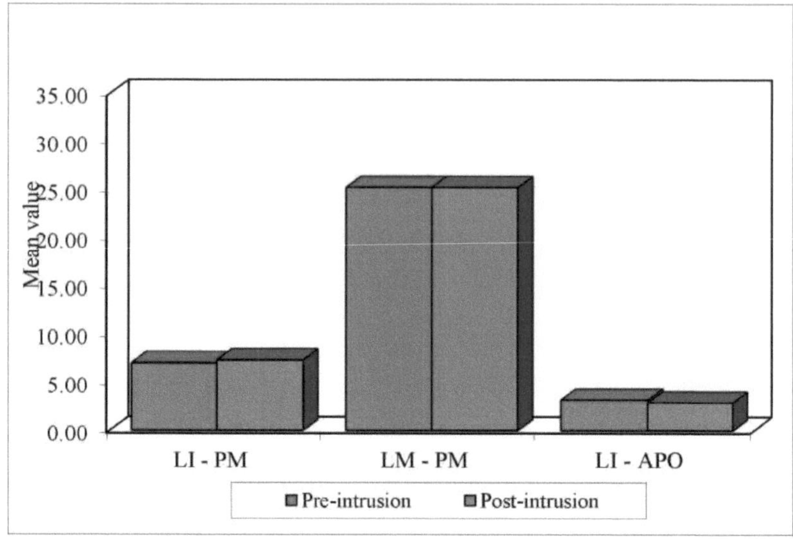

Fig. 13: Comparação das medições horizontais antes e depois da intrusão no Grupo II.

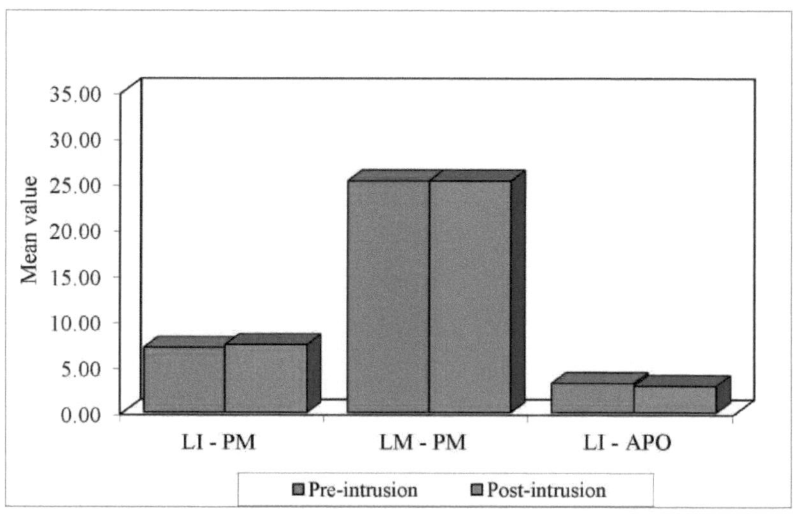

COMPARAÇÃO INTERGRUPAL: MEDIÇÕES HORIZONTAIS

Tabela 10: Comparação das medições horizontais pré e pós-intrusão no Grupo I e no Grupo II através do teste t não pareado.

Parameters (millimeter)	Treatment	Group I		Group II		t-value	p-value
		Mean	Std. Dev.	Mean	Std. Dev.		
LI - PM	Pre-intrusion	7.0500	1.6741	7.6000	1.7764	-0.7125	0.4853
	Post-intrusion	7.3500	1.7646	8.0000	1.8559	-0.8026	0.4327
	Difference	-0.3000	0.3496	-0.4000	0.3944	0.6000	0.5560
LM - PM	Pre-intrusion	25.2500	3.2851	29.8000	1.6193	-3.9286	0.0010*
	Post-intrusion	25.2500	3.2851	29.9000	1.7920	-3.9296	0.0010*
	Difference	0.0000	0.0000	-0.1000	0.3162	1.0000	0.3306
LI - APO	Pre-intrusion	3.2000	1.8135	2.5500	1.8020	0.8040	0.4319
	Post-intrusion	2.9000	1.8529	2.1500	1.8567	0.9042	0.3778
	Difference	0.3000	0.3496	0.4000	0.3944	-0.6000	0.5560

*$p<0.05$

Fig. 14: Comparação das medições horizontais antes e depois da intrusão no Grupo I e no Grupo 2.

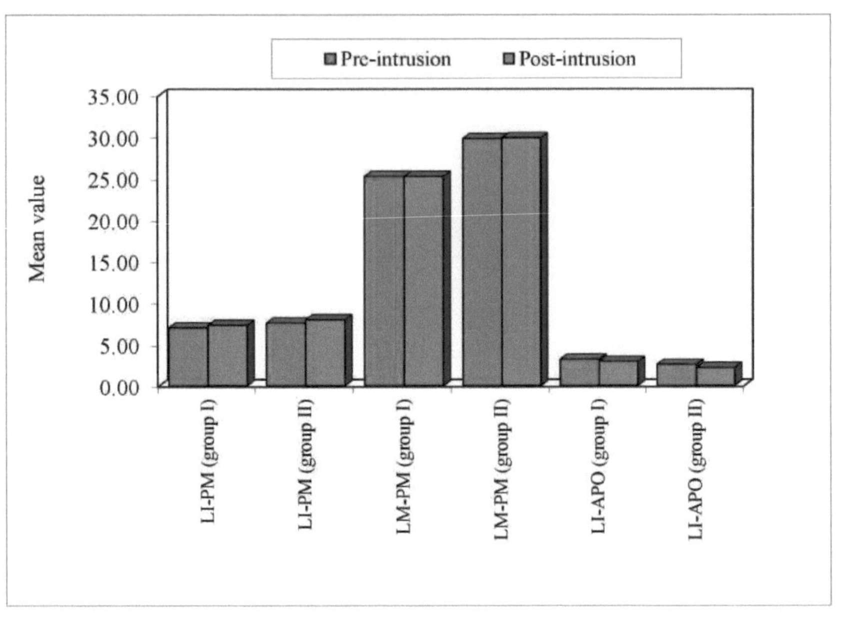

COMPARAÇÃO INTRAGRUPO: MEDIÇÕES VERTICAIS

Tabela 11: Comparação das medições verticais antes e depois da intrusão no Grupo I.

Parameters (millimeter)	Treatment	Mean	Std.Dv.	Mean diff.	SD diff.	% of change	Paired t-value	p-value
LI – CA	Pre-intrusion	29.8000	5.0122					
	Post-intrusion	28.7500	5.0014	1.0500	0.2838	3.5235	11.6988	0.0000*
LI – OP	Pre-intrusion	2.3500	1.3344					
	Post-intrusion	1.3500	1.2921	1.0000	0.2357	42.5532	13.4164	0.0000*
LI – MP	Pre-intrusion	45.9500	6.1121					
	Post-intrusion	44.9500	6.2203	1.0000	0.2357	2.1763	13.4164	0.0000*
LM - CA	Pre-intrusion	18.7500	4.0087					
	Post-intrusion	18.7000	4.0565	0.0500	0.1581	0.2667	1.0000	0.3434
LM – OP	Pre-intrusion	-0.7000	1.7670					
	Post-intrusion	-0.7000	1.7670	0.0000	--	0.0000	0.0000	1.0000
LM-MP	Pre-intrusion	38.2000	5.5737					
	Post-intrusion	38.1000	5.6657	0.1000	0.3162	0.2618	1.0000	0.3434

*p<0.05

Tabela 12: Comparação das medições verticais antes e depois da intrusão no Grupo II.

Parameters (millimeter)	Treatment	Mean	Std.Dv.	Mean diff.	SD diff.	% of change	Paired t-value	p-value
LI – CA	Pre-intrusion	29.4000	3.2472	1.3000	0.5375	4.4218	7.6485	0.0000*
	Post-intrusion	28.1000	3.1340					
LI – OP	Pre-intrusion	0.9000	1.3904	1.3000	0.5375	144.4444	7.6485	0.0000*
	Post-intrusion	-0.4000	1.3703					
LI – MP	Pre-intrusion	45.3500	2.3811	1.3000	0.5375	2.8666	7.6485	0.0000*
	Post-intrusion	44.0500	2.4546					
LM - CA	Pre-intrusion	16.0500	1.6907	0.1000	0.3162	0.6231	1.0000	0.3434
	Post-intrusion	15.9500	1.5890					
LM – OP	Pre-intrusion	-1.4000	1.9972	-0.1500	0.3375	10.7143	-1.4056	0.1934
	Post-intrusion	-1.2500	1.9755					
LM-MP	Pre-intrusion	34.6500	1.5995	0.1500	0.3375	0.4329	1.4056	0.1934
	Post-intrusion	34.5000	1.8257					

*p<0.05

Fig. 15: Comparação das medições verticais lineares pré e pós-intrusão no Grupo I.

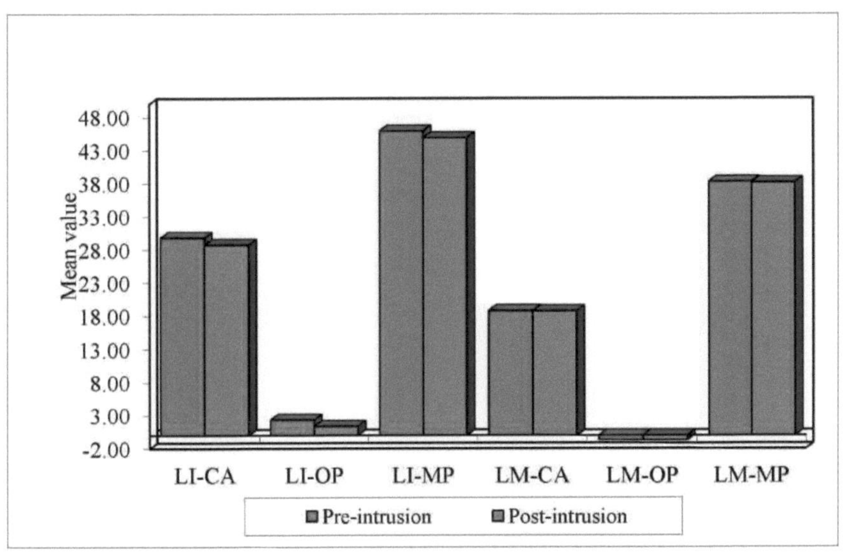

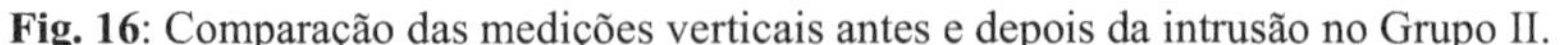
Fig. 16: Comparação das medições verticais antes e depois da intrusão no Grupo II.

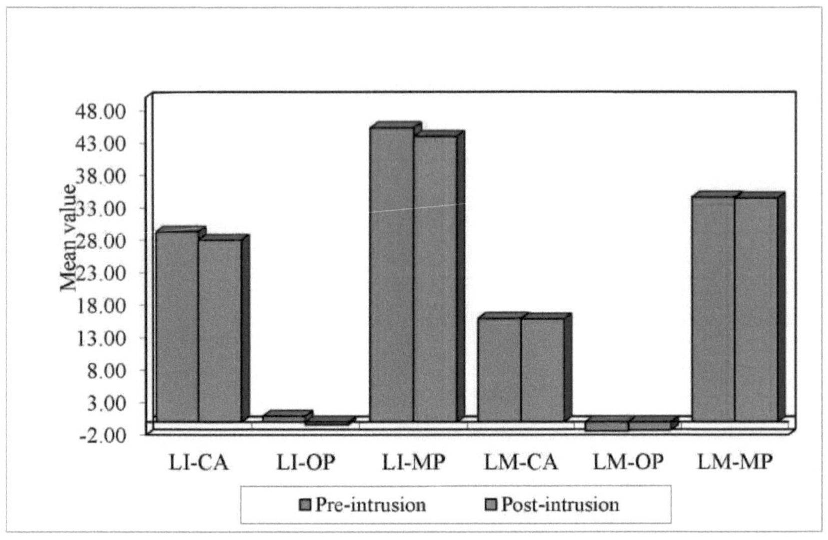

COMPARAÇÕES INTERGRUPAIS: MEDIÇÕES VERTICAIS

Tabela 13: Comparação das medições verticais antes e depois da intrusão no Grupo I e Grupo II pelo teste t não pareado.

Parameters (millimeter)	Treatment	Group I		Group II		t-value	p-value
		Mean	Std.Dev.	Mean	Std.Dev.		
LI - CA	Pre-intrusion	29.8000	5.0122	29.4000	3.2472	0.2118	0.8346
	Post-intrusion	28.7500	5.0014	28.1000	3.1340	0.3483	0.7317
	Difference	1.0500	0.2838	1.3000	0.5375	-1.3007	0.2098
LI - OP	Pre-intrusion	2.3500	1.3344	0.9000	1.3904	2.3793	0.0286
	Post-intrusion	1.3500	1.2921	-0.4000	1.3703	2.9383	0.0088
	Difference	1.0000	0.2357	1.3000	0.5375	-1.6164	0.1234
LI - MP	Pre-intrusion	45.9500	6.1121	45.3500	2.3811	0.2893	0.7757
	Post-intrusion	44.9500	6.2203	44.0500	2.4546	0.4256	0.6754
	Difference	1.0000	0.2357	1.3000	0.5375	-1.6164	0.1234
LM - CA	Pre-intrusion	18.7500	4.0087	16.0500	1.6907	1.9625	0.0653
	Post-intrusion	18.7000	4.0565	15.9500	1.5890	1.9961	0.0613
	Difference	0.0500	0.1581	0.1000	0.3162	-0.4472	0.6601
LM - OP	Pre-intrusion	-0.7000	1.7670	-1.4000	1.9972	0.8301	0.4174
	Post-intrusion	-0.7000	1.7670	-1.2500	1.9755	0.6562	0.5200
	Difference	0.0000	0.0000	-0.1500	0.3375	1.4056	0.1769
LM - MP	Pre-intrusion	38.2000	5.5737	34.6500	1.5995	1.9360	0.0687
	Post-intrusion	38.1000	5.6657	34.5000	1.8257	1.9125	0.0719
	Difference	0.1000	0.3162	0.1500	0.3375	-0.3419	0.7364

*$p<0.05$

Fig. 17: Comparação das medições verticais antes e depois da intrusão no Grupo I e no Grupo II.

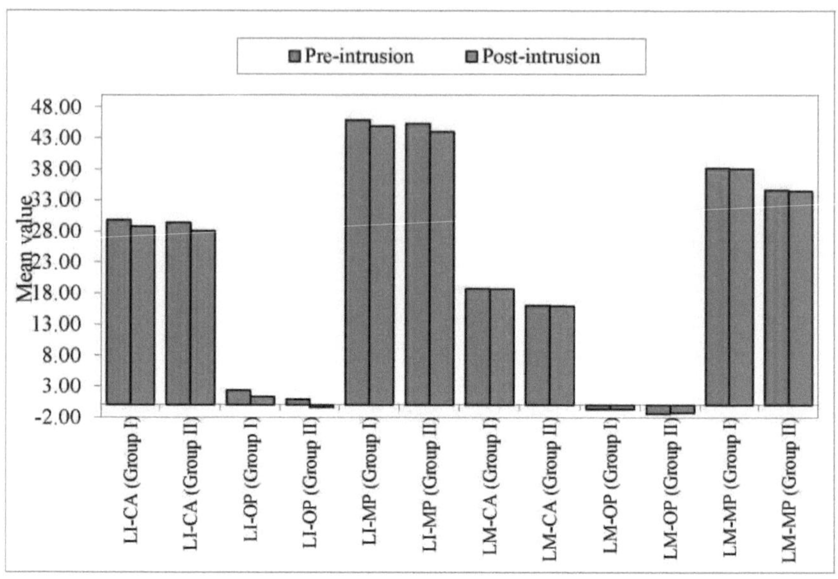

CAPÍTULO 6

DISCUSSÃO

O problema da sobremordida profunda foi relatado pela primeira vez por Gray[6] e, desde então, a sobreposição vertical excessiva dos dentes incisivos apresenta-se frequentemente ao ortodontista e a sua correção deve ser considerada extremamente importante e essencial para o bem-estar da dentição. É talvez a mais prejudicial das más oclusões que pode existir, quando considerada do ponto de vista da saúde futura e da longevidade das unidades dentárias.[11]

Atualmente, muito se discute sobre as modalidades de correção da sobremordida em casos ortodônticos. A mordida profunda tem sido associada a uma função mandibular anormal, a desordens temporomandibulares e a efeitos potencialmente prejudiciais para a mandíbula.[54] O aumento da sobremordida pode ser devido à infra-oclusão dos dentes posteriores,[7] supra-erupção dos dentes anteriores[8,9] ou a uma combinação de ambos.[11,12]

Quando a mordida profunda se deve à infra-oclusão dos dentes posteriores, a mordida[7] é aberta pela extrusão dos dentes posteriores, utilizando um fio de arco contínuo com curva de Spee invertida. Nestes casos, ou a musculatura tem de se adaptar ao seu novo comprimento de repouso funcional ou a configuração óssea tem de mudar para que a correção se mantenha estável. Quando um fio redondo com curva inversa de Spee é colocado na arcada inferior para extruir os bicúspides, os molares inferiores erguem-se ou inclinam-se para trás e os incisivos inferiores inclinam-se para a frente. Para evitar esta inclinação para a frente dos incisivos inferiores, as arcadas são apertadas para trás, mas como a curva inversa de Spee se expressa, as raízes dos incisivos inferiores são projectadas contra a placa cortical lingual da sínfise.[16] Também a correção da mordida profunda por extrusão dos posteriores é mais estável em pacientes em crescimento.

Quando a mordida profunda se deve à supraerupção dos dentes anteriores,[8,9] quer sejam maxilares ou mandibulares, a intrusão dos incisivos é o tratamento de eleição. Quando a correção da mordida profunda é realizada principalmente através da extrusão dos dentes posteriores, é designada por pseudo-intrusão. A intrusão verdadeira é definida como o movimento apical do centro geométrico da raiz (centroide) em relação ao plano oclusal ou a um plano baseado no longo eixo do dente.[21] A intrusão verdadeira tem a vantagem de não perturbar o equilíbrio muscular. Para contrariar o efeito de alargamento dos incisivos inferiores devido à intrusão, Ricketts desenvolveu o arco Utility.[16] Este foi o primeiro passo para a verdadeira intrusão dos incisivos inferiores. Mais tarde, Burstone e Nanda desenvolveram as arcadas de intrusão. Os princípios biomecânicos básicos para a intrusão dos incisivos, conforme apresentados por Burstone, incluem[21]

1. Utilização de magnitudes óptimas de força: É importante usar a menor magnitude de força que seja capaz de intruir os incisivos. A força recomendada para a intrusão de quatro incisivos é de 40-60 gramas.
2. Utilização de um único ponto de contacto na região anterior: A mola intrusiva não é colocada diretamente nos brackets dos dentes anteriores. A principal razão pela qual se evita o encaixe da mola intrusiva nos braquetes é que o torque anterior pode estar presente no arco, o que pode levar à perda de ancoragem posterior. A vantagem de não ligar uma mola de intrusão diretamente aos brackets dos incisivos é que permite ao clínico conhecer mais positivamente o sistema de forças aplicado. Um sistema deste tipo é descrito como sendo estatisticamente determinante.
3. Seleção cuidadosa do ponto de aplicação da força: É importante apertar o arco intrusivo para trás para evitar que os incisivos se inclinem. Uma força intrusiva colocada através do centro de resistência dos incisivos irá intruir o dente e não produzirá qualquer movimento de inclinação. Mas, numa situação clínica, aplicamos uma força ao bracket que está presente anteriormente e a uma distância do centro de resistência, criando assim um momento que leva à proclinação dos incisivos. Nos casos em que os incisivos estão muito inclinados, a grande distância entre a linha de força e o centro de resistência provoca um momento muito maior nos incisivos, causando ainda mais inclinação indesejável. Em incisivos severamente verticalizados, a força intrusiva passa por lingual para o centro de resistência, produzindo um

pequeno momento com uma direção coroa-lingual/raiz-labial. Em vez de alargar os incisivos, a força tenderia a diminuir a sua inclinação.

4. Intrusão selectiva baseada na geometria do dente anterior.
5. Controlo das unidades reactivas através da formação de uma unidade de ancoragem posterior.
6. Inibição da erupção dos dentes posteriores e prevenção de mecânicas eruptivas indesejáveis.

Foram descritos numerosos métodos para a intrusão de incisivos por vários autores. Begg utilizou fio de aço inoxidável australiano de 0,016" com curvas de ancoragem mesial aos molares para intruir os anteriores e extruir os posteriores.[25] Ricketts desenvolveu o Utility Arch feito de Elgiloy azul de 0,016 "x0,016" para ser usado num slot de 0,018". O sistema bioprogressivo tinha dobras de inclinação de 30-45° e 30-45° de torque radicular vestibular para ganhar ancoragem cortical. Adicionalmente, foram incorporados 5-10° de torque radicular vestibular na região anterior da mandíbula para evitar o alargamento labial. O nivelamento da arcada foi conseguido através da intrusão dos incisivos inferiores.[16] Dake e Sinclair compararam a arcada utilitária de Rickett e a arcada contínua de Shudy e concluíram que a arcada utilitária de Rickett apresenta intrusão dos incisivos mandibulares com alargamento e verticalização dos molares inferiores, enquanto na arcada contínua a correção da mordida profunda ocorre principalmente através da proclinação dos incisivos inferiores e extrusão dos molares.[51] Burstone intruiu os incisivos utilizando uma mola helicoidal TMA de 0,017 "x0,025".[21] Todas essas técnicas usaram a mecânica tip back, mas a mecânica de intrusão de Burstone foi significativamente diferente das outras em termos de aplicação de força, porque não está envolvida nos braquetes dos incisivos e a mecânica segmentar minimiza o efeito extrusivo nos molares.[60] Em 1997, Bhavna Shroff desenvolveu um novo método de intrusão e retração simultâneas com arame de três peças. Neste aparelho, os segmentos anterior e posterior foram consolidados separadamente e uma mola tipback bilateral fabricada com TMA 0.017 "x0.025" foi usada para intrusão. A retração simultânea com a corrente e foi realizada.[26] Em 1998, Nanda introduziu o arco de intrusão CIA que foi desenvolvido com base nos princípios do arco de intrusão de Burstone. Estas arcadas pré-formadas estão disponíveis em dois tamanhos diferentes para casos de extração e de não extração.[28] Amasyali comparou a arcada de intrusão Utility (UIA) e a arcada de intrusão Connecticut (CIA) e concluiu que não havia diferença nos efeitos dentários e nos tecidos moles de ambas as arcadas, mas o facto de a CIA ser pré-fabricada reduz o tempo de cadeira, o que é uma vantagem tanto para o doente como para o médico.[66] Meha Verma comparou a CIA com a arcada de intrusão de Burstone e encontrou maior intrusão dos incisivos superiores no grupo CIA do que no grupo Burstone após 16 semanas de terapia.[71] A revisão mostra muito pouca evidência do uso de arcos de intrusão CIA e CNA em dentes anteriores mandibulares. Este estudo é uma tentativa de avaliar os efeitos dos arcos de intrusão CIA e CNA em incisivos inferiores.

Existem diferentes opiniões relativamente à quantidade de força necessária para a intrusão dos incisivos inferiores e, normalmente, as forças contínuas ligeiras são consideradas mais adequadas. [16,21,22,25,28,79] De acordo com Proffit, a força óptima para a intrusão é de 10-20 gms por dente.[79] Não foram recomendados valores separados para incisivos maxilares e mandibulares.

De acordo com Ricketts, a arcada utilidade exerce uma força de intrusão de 50-75 gms para os incisivos inferiores.[16] Burstone recomenda uma força de 40 gms na linha média para a intrusão dos incisivos inferiores.[21] A arcada de intrusão CIA exerce uma força de 35-45 gms, provocando cerca de 1mm de intrusão em 6 semanas, e a CNA exerce uma força de intrusão maior, de 50-60 gms, que pode ser usada em adultos.[75] Nanda recomenda uma força óptima de 10 gms para cada incisivo mandibular com um total de 40 gms para quatro incisivos.[60]

A verdadeira intrusão ocorre quando a linha de força passa pelo centro de resistência da unidade.[19,23] Neste estudo, a arcada de intrusão está ligada à arcada de base entre os incisivos centrais e laterais e entre dois incisivos centrais. As unidades anterior e posterior são consolidadas separadamente. A unidade anterior é composta pelos quatro incisivos inferiores e a unidade posterior é composta pelo primeiro molar, segundo pré-molar e canino. Segundo Dermaut, quando são aplicadas forças intrusivas entre os incisivos laterais e os caninos, a força passa através do centro de resistência da unidade anterior, provocando assim uma verdadeira intrusão dos incisivos inferiores.[19]

A quantidade de intrusão foi medida como a distância vertical do bordo incisal inferior ao eixo do corpo e ao plano mandibular. O bordo incisal foi utilizado para medir a quantidade de intrusão por Ricketts[16] , Barton[45] , Mitchell[46] , Woods[50] , West[52] . Burstone utilizou o centro geométrico da raiz (centroide), uma vez que o movimento de inclinação ocorre em torno do centroide e não é afetado pelo movimento de inclinação. [21]Embora Otto et al se tenham concentrado nos ápices radiculares em vez de nos bordos incisais para medir a quantidade de intrusão. De acordo com eles, isso permite uma medição mais exacta da depressão corporal real dos dentes dentro do osso. Além disso, se a borda incisal for tomada como referência, como há uma tendência de inclinação dos dentes para fora em relação ao seu centro de resistência, o ápice será deprimido e a intrusão medida será maior do que a real.[47] Mas neste estudo há uma diminuição da inclinação dos incisivos inferiores, o que tenderia a elevar o ápice. Os resultados mostram uma intrusão média de 1,05 mm com CIA e 1,3 mm com CNA. É melhor errar pelo lado da subestimação do que pelo exagero.

Foi utilizada uma vasta gama de materiais para provocar a intrusão e estes materiais têm propriedades físicas diferentes, o que tem um efeito crítico na mecânica da intrusão. Ricketts utilizou Elgiloy azul, que tinha a mesma rigidez que o aço inoxidável, mas era mais maleável.[74] Em seguida, Burstone utilizou fios de Beta Titânio ou TMA para fabricar molas de intrusão, com a vantagem de uma excelente combinação de elevado retorno elástico, baixa rigidez e elevada formabilidade.[29] O Arco de Intrusão de Connecticut (CIA) desenvolvido na Universidade de Connecticut[28] apresenta uma força de baixa magnitude e uma constância de força devido às caraterísticas de memória e de retorno elástico do material. Uma vez que o níquel-titânio tem baixa formabilidade em circunstâncias clínicas normais devido às suas propriedades materiais, estes arcos são pré-formados.[20]

Mais tarde, foi desenvolvido o Connecticut New Arch (CNA), que era semelhante ao CIA em termos de conceção, mas diferia principalmente na composição. O CNA é composto por titânio

Beta III. Tem a vantagem de ter um módulo elástico mais baixo em comparação com o aço inoxidável, mantendo a formabilidade, o que não é possível com fios de níquel-titânio. Para activações equivalentes da mola, uma mola de titânio beta tem uma magnitude de força superior à do titânio níquel.[20] Juvaddi comparou os fios CNA e TMA e sugeriu que o CNA tem mais titânio mas menos molibdénio, zircónio e estanho. O zircónio no CNA e no TMA contribui para o aumento da resistência e da dureza e evita a formação de fase ómega incrustante durante o processamento a temperaturas elevadas. O baixo teor de zircónio no CNA contribui para a diminuição da sua rigidez. O CNA é considerado superior ao TMA porque tem uma maior resistência à fratura devido ao aumento da resistência à tração final. Assim, o CNA é o melhor dos dois fios em termos de deflexão, rigidez e flexibilidade.[78] No presente estudo, são comparados os arcos de intrusão CIA e CNA.

Os pacientes com padrão de crescimento médio a vertical foram escolhidos para este estudo, conforme recomendado por McDowell.[54] Em pacientes com crescimento vertical, a extrusão dos dentes posteriores é evitada, pois pode causar um aumento na altura da face anterior inferior e piorar ainda mais o perfil. Embora os pacientes com crescimento horizontal tenham uma sínfise mais larga e a intrusão dos incisivos seja mais fácil, a extrusão dos dentes posteriores é preferida para nivelar a curva de Spee. Nestes doentes, a extrusão dos dentes posteriores faz rodar a mandíbula para baixo e para trás, melhorando assim o perfil.[16,47]

Todos os pacientes deste estudo apresentavam mordida profunda e Curva de Spee de 4 mm ou mais, sendo necessário espaço para nivelar a curva de Spee através da intrusão dos incisivos.[44] Em casos sem extração, uma vez que o nivelamento ocorre principalmente por proclinação dos incisivos inferiores devido à falta de espaço, foram escolhidos casos de extração de pré-molares neste estudo para provocar a verdadeira intrusão dos incisivos inferiores.

Todos os casos foram tratados com Mecanoterapia Preadjusted Edgewise (Sistema MBT) com tubos duplos nos molares inferiores.[53] Esse sistema tem a vantagem de utilizar os arcos auxiliares necessários para as diferentes movimentações dentárias. O tubo auxiliar recebe um arco de intrusão CIA ou CNA 0,017 "x0,025", neste caso. Barton comparou as técnicas de Begg e Edgewise para correção da mordida profunda e constatou maior aumento do ângulo do plano mandibular com a técnica de Begg.[45]

As alterações nas medidas angulares indicam que há uma diminuição significativa na inclinação dos incisivos inferiores em ambos os grupos, ao contrário da arcada utilidade de Ricketts, na qual se observa um alargamento. Este achado é apoiado por Nanda, que desenvolveu a arcada de intrusão CIA.[28] A razão para a diminuição da inclinação dos incisivos inferiores com a intrusão deve-se ao ponto de aplicação da força. Em vez de encaixar no slot do braquete anterior, o arco de intrusão é amarrado abaixo do arco principal entre os incisivos centrais e no incisivo lateral. Isto cria um ponto de contacto que é necessário para a intrusão pura.

A medida angular dos primeiros molares inferiores não mostrou qualquer alteração em ambos os grupos. Isso indica que não há inclinação distal dos molares inferiores, como observado nas técnicas descritas por Begg[25] e Ricketts[16] . Isso ocorre porque a unidade posterior é composta pelo primeiro molar, pré-molar e canino, tornando-a uma unidade rígida que pode resistir melhor ao momento de inclinação para trás produzido pelo arco de intrusão. A comparação entre o Grupo I e o Grupo II também não mostra nenhuma diferença na quantidade de redução da inclinação dos incisivos inferiores e na alteração da angulação dos molares.

As medições horizontais lineares indicam um movimento significativo para trás do bordo incisal inferior em relação à Protuberância Menti e ao plano A-Pog, tanto no Grupo I como no Grupo II. Este achado também é apoiado por Nanda.[28] A arcada de intrusão é puxada e apertada com força, o que pode ser responsável por este efeito. Por outro lado, não foi observado nenhum movimento significativo do molar inferior em nenhum dos grupos.

As medições lineares verticais mostram uma quantidade significativa de intrusão no Grupo I e no Grupo II, com uma intrusão média de 1,05 mm no Grupo I e de 1,3 mm no Grupo II em relação ao eixo do corpo. Assim, a comparação dos dois grupos indica que há uma quantidade ligeiramente maior de intrusão verdadeira com o arco de intrusão CNA. A capacidade intrusiva da arcada de intrusão CIA é apoiada por Amasyali[66] e Meha Verma.[71] Há pouca literatura disponível sobre a intrusão dos incisivos inferiores usando a arcada de intrusão. Os estudos que utilizam a arcada de intrusão são feitos principalmente na arcada maxilar. A quantidade de intrusão obtida na arcada maxilar não pode ser comparável à da arcada mandibular, uma vez que a força e a arquitetura óssea variam. Com base na meta-análise realizada por Ng J, a arcada segmentada em pacientes que não cresceram pode produzir 1,5 mm de intrusão de incisivos na arcada maxilar e 1,9 mm na arcada mandibular.[67] Estudos realizados por Nanda mostram 1mm de intrusão em 6 semanas, mas no nosso estudo aproximadamente 1mm de intrusão foi obtido num período de 18 semanas. Isso pode ser devido ao facto de o bordo incisal ter sido tomado como ponto de referência e a diminuição da inclinação dos incisivos ter elevado o bordo incisal, diminuindo assim a quantidade de intrusão medida.

As medidas lineares verticais dos molares não mostram qualquer movimento significativo. A comparação entre o Grupo I e o Grupo II não mostra qualquer diferença significativa entre os grupos.

As limitações deste estudo incluem um pequeno tamanho da amostra, erros de traçado e de medição no cefalograma lateral, referência do bordo incisal do incisivo inferior que pode ser imprecisa.

CAPÍTULO 7

CONCLUSÃO

Dentro das limitações do presente estudo in vivo, foram tiradas as seguintes conclusões:

- Uma quantidade significativa de intrusão dos incisivos inferiores é obtida com as arcadas de intrusão CIA e CNA.
- Não há extrusão de molares com as arcadas de intrusão CIA e CNA.
- Há uma diminuição da inclinação dos incisivos inferiores com as arcadas de intrusão CIA e CNA e não houve alteração significativa na inclinação dos molares em ambos os grupos.
- Observa-se uma quantidade significativa de retração com as arcadas de intrusão CIA e CNA, mas não há diferença significativa entre as duas. Não existe um movimento significativo do molar inferior com ambas as arcadas de intrusão.
- Embora tanto o Arco de Intrusão de Connecticut (CIA) como o Arco Novo de Connecticut (CNA) sejam eficientes na intrusão dos incisivos inferiores, o CNA (1,3 mm) é relativamente mais eficiente do que o CIA (1,05 mm).

BIBLIOGRAFIA

1. ***Ball JV e Hunt NP.*** O efeito do tratamento de Andersen, Harvold e Begg na sobremordida e na erupção dos molares. Eur. J. Orthod. 1991;13:53-58.
2. ***Prem Prakash e Margolis HI.*** Relações dento-craniocervicais em diferentes graus de sobremordida. Am J Orthod. 1952;38 (9):657-673.
3. ***Graber TM.*** *Ortodontia*, princípios e práticas. Terceira edição. W. B. Saunders Company, Philadelphia, *1972. pp*
4. Glossário de termos ortodônticos
5. ***Callway GS.*** O uso de placas de mordida. Am J Orthod 1940;26:120-124.
6. ***Gray BF.*** Relato de casos que enfatizam a importância de assegurar um desenvolvimento vertical adequado na região dos molares e pré-molares Int J Orthod 1926;12:1053-1056.
7. ***Howes AE.*** Alterando a sobremordida. Int J Orthod 1942;28:173-178.
8. ***Jackson AF.*** Um caso de sobremordida profunda mostrando o princípio e a aplicação do plano de mordida amovível no tratamento. Int J Orthod 1939;25:745-750.
9. ***Wolfson*** *A*. Mordidas profundas em adultos. Am J Orthod 1938;24:120-128.
10. ***Howard CC.*** Uma discussão sobre a oclusão infra e supraversão. Int J Orthod 1930;16:1019-1034.
11. ***Strang RHW.*** Uma análise do problema da sobremordida na má oclusão. Angle Orthod 1934;4 (1):65-84.
12. ***Steadman SR.*** Overbites. Angle Orthod 1940;10:148-154.
13. ***Sved A.*** Mudança do nível oclusal e um novo método de retenção. Am J Orthod 1944;30:527-535.
14. ***Engel G et al.*** Tratamento de casos de mordida profunda. Am J Orthod 1980;77:1-13.
15. ***Schudy FF.*** O Controlo da Sobremordida Vertical em Ortodontia Clínica. Angle Orthod 1968;38(1):19-39.
16. ***Bench RW et al.*** Bioprogressive Therapy Part 7: The Utility and Sectional Arches in

Bioprogressive Therapy Mechanics. J Clin Orthod 1978;12(3):192-207.

17. ***Carlyle TD.*** Overbite: Associações craniofaciais, tratamento e alterações pós-tratamento: Um estudo cefalométrico lateral (Abstr). Am J Orthod 1978;74:685-686.

18. ***Baumrind S et al.*** Alterações do plano mandibular durante a retração da maxila. Am J Orthod 1978;74:32-40.

19. ***Bulcke MMV, Dermaut LR.*** O centro de resistência dos dentes anteriores durante a intrusão usando a técnica de reflexão a laser e inferometria holográfica. Am J Orthod 1986 90:211-220.

20. ***Nanda R e Kuhlberg A.*** Biomechanics and Esthetic Strategies in Clinical Orthodontics (Biomecânica e Estratégias Estéticas em Ortodontia Clínica). Elsevier Saunders 2005, pp 131-155.

21. ***Burstone CR.*** Correção da sobremordida profunda por intrusão. Am J Orthod 1977;72(1):1-22.

22. ***Lefkowitz W e Waugh LM.*** Depressão experimental dos dentes. Am J Orthod 1945;31:21-36.

23. ***Smith RJ e Burstone CJ.*** Mecânica do movimento dentário. Am J Orthod 1984;85:1- 28.

24. ***Mulligan.*** Mecânica de senso comum: Parte 2. J Clin Orthod 1979;13:676-683.

25. ***Begg P.R. e Kesling, P.C.*** Begg Orthodontic theory and technique, W.B. Saunders Co., Philadelphia, 1977, pp. 197-200.

26. ***Bhavna Shroff et al.*** Intrusão e retração simultâneas utilizando uma arcada base de três peças. Angle Orthod 1997;67:455-462.

27. ***Tweed CH.*** Clinical orthodontics. St. Louis: The CVMosby Company, 1966.

28. ***Nand R et al.*** O arco de intrusão de Connecticut. J Clin orthod 1998;32 (12):708-715.

29. ***Burstone CJ e Goldberg AJ.*** Beta Titanium: Uma nova liga ortodôntica. Am J Orthod 1980;79:121-132.

30. ***Ricketts RM.*** The keystone triad. I. Anatomia, filogenética e referências clínicas. Am J Orthod 1964;50:244-264.

31. ***Schudy FF.*** Crescimento vertical versus crescimento anteroposterior em relação à função e ao tratamento. Angle Orthod. 1964;34(2):75-93.

32. ***Ludwig M.*** A cephalometric analysis of the relationship between facial pattern, interincisal angulation and anterior overbite changes. Angle Orthod 1967;37 (3):194- 204.

33. ***Bjork A.*** Previsão da rotação do crescimento mandibular. Am J Orthod 1969;55(6):585 - 599.

34. ***Ricketts RM.*** Um método de quatro passos para distinguir as alterações ortodônticas do crescimento natural. J Clin Orthod 1975;9:208-228.

35. ***Hitchcock HP.*** The curve of spee in stone age man. Am J Orthod 1983 sep:248-253.

36. ***Trouton et al.*** Factores morfológicos na mordida aberta e mordida profunda. Angle Orthod 1983;53:192-211.

37. ***Dermaut LR et al.*** Avaliação da mecânica intrusiva do tipo "arco segmentado" num crânio humano macerado, utilizando a técnica de reflexão laser e a inferometria holográfica. Am J Orthod 1986;89:251-263.

38. ***Naumann SA.*** Vertical components of overbite change: Um modelo matemático. Am J Orthod Dentofac Orthop 2000;117:486-95.

39. ***Shannon KR, Nanda RS.*** Changes in the curve of Spee with treatment and at 2 years posttreatment. Am J Orthod Dentofac Orthop. 2004;125(5):589-596.

40. ***Baydas B et al.*** Investigação das mudanças nas posições dos incisivos superiores e inferiores, overjet, overbite e índice de irregularidade em indivíduos com diferentes profundidades da curva de Spee. Angle Orthod 2004;74 (3):349-355.

41. ***Weinberg H e Kronman JH.*** Orthodontic influence upon anterior facial height. Angle Orthod. 1966;36 (1):80-88.

42. ***Burstone CJ.*** Mecânica da técnica de arco segmentado. Angle Orthod 1966;36:99- 120.

43. ***Campe G et al.*** Análise comparativa da redução da sobremordida usando aparelho removível, tratamento Begg e tratamento Tweed. Am J Orthod 1967;53(2):150- 151.

44. ***Baldridge DW.*** Levelling the curve of Spee. J Clin. Orthod. 1969; 3: 26-41.

45. ***Barton KA.*** Alterações da sobremordida nas técnicas begg e edgewise. Am J Orthod 1972; 62:

48-55.

46. ***Mitchell DL e Stewart WL.*** Nivelamento documentado da arcada inferior utilizando implantes metálicos como referência. Am J Orthod 1973;63(5):526-532.

47. ***Otto RL et al.*** Uma análise comparativa da intrusão de dentes incisivos obtida em adultos e crianças de acordo com o tipo facial. Am J Orthod 1980;77(4):437-445.

48. ***Steigman S e, Michaeli Y.*** Intrusão experimental de incisivos de ratos com carga contínua de magnitude variável. Am J Orthod 1981;80 (4):429-436.

49. ***Woods M.*** A Reassessment of space requirements for lower arch leveling. J Clin Orthod. 1986;20(11):770-778.

50. ***Woods M.*** The mechanics of lower incisor intrusion, experiment in non growing babuínos. Am J Orthod Dentofac Orthop 1988;93 (3):186-195.

51. ***Dake LM e Sinclair PM.*** A comparison of the Ricketts and Tweed-type arch leveling techniques. Am J Orthod Dentofac Orthop 1989;95(1):72-78.

52. ***West VC e Lewin B.*** Avaliação cefalométrica da terapia bioprogressiva no tratamento da sobremordida. J Clin Orthod 1989;23(11):740-747.

53. ***Bennett JC e McLaughlin RP.*** Tratamento da sobremordida profunda com um sistema de aparelho pré-ajustado. J Clin Orthod 1990;24(11):684-696.

54. ***McDowell EH e Baker IM.*** As adaptações esqueleto-dentárias na correção da mordida profunda. Am J Orthod Dentofac Orthop 1991;100(4):370-375.

55. ***Davidovitch e, Rebellato J.*** Arcos Utilitários de Sistemas de Aparelhos Ortodônticos de Dois Casais: Um arco de intrusão de dois pares. Semin Orthod 1995;1(1):25-30.

56. ***Braun S e Marcotte MR.*** Rationale of the segmented approach to orthodontic treatment. Am J Orthod Dentofac Orthop 1995;108:1-8.

57. ***Parker CD et al.*** Alterações esqueléticas e dentárias associadas ao tratamento da má oclusão por mordida profunda. Am J Orthod Dentofac Orthop. 1995;107(4):382-393.

58. ***Weiland FJ et al.*** Avaliação das técnicas de nivelamento da arcada contínua e da arcada

segmentada em pacientes adultos - um estudo clínico. Am J Orthod Dentofac Orthop. 1996;110(6):647-652.

59. ***Philippe J.*** Tratamento da mordida profunda com planos de mordida colados. J Clin Orthod 1996;30:396-400.

60. ***Nanda R.*** Correção da sobremordida profunda em adultos. DCNA 1997;41(1):67-87.

61. ***AlQabandi A et al.*** A comparison of effects of retangular and round arch wires in nivelamento da curva de Spee. Am J Orthod Dentofac Orthop 1999;116:522-9.

62. ***Winston S.*** Um arco lingual para incisivos inferiores intruídos e verticalizados. J Clin Orthod 2003;37:302-306.

63. ***Armbruster P.*** Um aparelho de intrusão Essix. J Clin Orthod 2003;37:412-416.

64. ***Steenbergen EV et al.*** A influência da magnitude da força na intrusão do segmento maxilar. Angle Orthod 2005;75:723-29.

65. ***Steenbergen EV et al.*** The relation between the point of force application and flaring of the anterior segment. Angle Orthod 2005;75 (5):730-735.

66. ***Amasyali M et al.*** Intrusive effects of the Connecticut intrusion arch and the utility intrusion arch. Turk J Med Sci 2005;35:407-415.

67. ***Ng J* et al.** True incisor intrusion attainted during orthodontic treatment: Uma revisão sistemática e meta-análise. Am J Orthod Dentofac Orthop 2005;128:212-9.

68. ***Hans MG et al.*** Alterações cefalométricas na sobremordida e altura facial vertical após a remoção de 4 primeiros molares ou primeiros pré-molares. Am J Orthod Dentofac Orthop 2006;130:183-8.

69. ***Bernstein RL et al.*** Nivelamento da curva de Spee com uma técnica de fio contínuo: Um estudo cefalométrico de longo prazo. Am J Orthod Dentofac Orthop 2007;131(3):363- 371.

70. ***Sifakakis et al.*** Forças e momentos gerados com vários sistemas de intrusão de incisivos em dentes anteriores maxilares e mandibulares. Angle Orthod 2009;79:928-933.

71. ***Meha Verma et al.*** Avaliação comparativa da reabsorção intrusiva e radicular utilizando arcos

de intrusão de pedra de broca e Connecticut - Um estudo in vivo. JIOS 2010;44:4-11.

72. ***Goldberg J e Burstone CJ.*** An evaluation of beta titanium alloys for use in aparelhos ortodônticos. J Dent Res 1979;58:593-600.

73. ***Kusy RP.*** Comparação dos tamanhos dos fios de níquel-titânio e beta-titânio com os materiais de fios de arcada convencionais. Am J Orthod Dentofac Orthop. 1981;79:625-629.

74. ***Kusy RP.*** Uma revisão dos arcos contemporâneos: Suas propriedades e caraterísticas. Angle Orthod 1997;3:197-207.

75. ***Nanda R e Uribe F.*** Tratamento da má oclusão de Classe II, divisão 2 em adultos: Considerações biomecânicas. J Clin Orthod 2003;37(11):599-606.

76. ***Verstrynge A et al.*** In-vitro evaluation of the material characteristics of stainless steel and beta titanium orthodontic wires. Am J Orthod Dentofac Orthop 2006;130:460-70.

77. ***Nanda R et al.*** Correção do plano incisal inferior inclinado. J Clin Orthod 2006;40(9):555-559.

78. ***Juvvadi S et al.*** Physical, mechanical, and flexural properties of 3 orthodontic wires: an in-vitro study. Am J Orthod Dentofac Orthop 2010;138:623-630.

79. ***Profit WR.*** Contemporary Orthodontics; 4th edition; Mosby. pp 340.

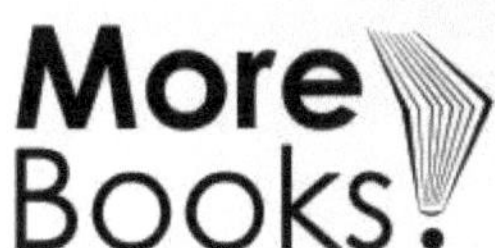

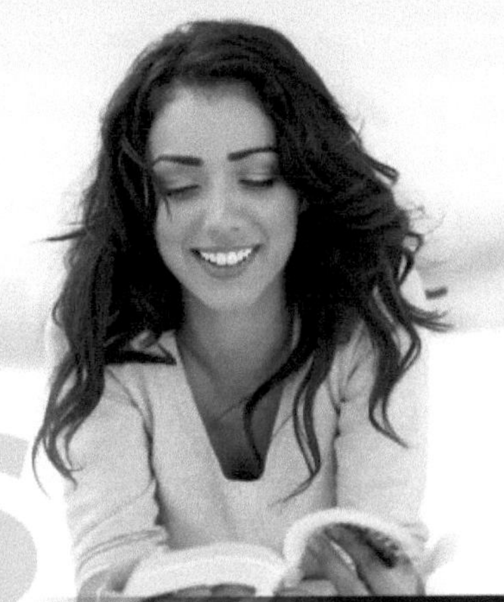

I want morebooks!

Buy your books fast and straightforward online - at one of world's fastest growing online book stores! Environmentally sound due to Print-on-Demand technologies.

Buy your books online at
www.morebooks.shop

Compre os seus livros mais rápido e diretamente na internet, em uma das livrarias on-line com o maior crescimento no mundo! Produção que protege o meio ambiente através das tecnologias de impressão sob demanda.

Compre os seus livros on-line em
www.morebooks.shop

info@omniscriptum.com
www.omniscriptum.com

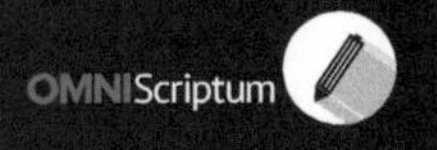

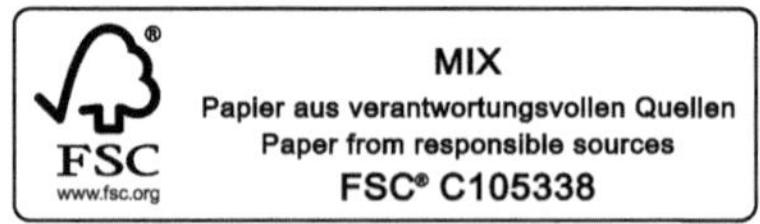

Printed by Books on Demand GmbH, Norderstedt / Germany